NCCN Guidelines for Patients®

La guía esencial para las personas que se enfrentan al cáncer.

Basada en las recomendaciones para la atención de destacados expertos en oncología.

Explica la atención oncológica de alta calidad que se brinda en centros oncológicos de vanguardia.

Revisada y corregida todos los años.

¿Sabía que los principales centros oncológicos de los Estados Unidos colaboran para mejorar la atención oncológica? Esta alianza de los principales centros oncológicos se denomina National Comprehensive Cancer Network® (NCCN®).

Como la atención oncológica está en constante evolución, NCCN elabora y actualiza con frecuencia recomendaciones basadas en pruebas que utilizan los profesionales de atención médica de todo el mundo. Estas recomendaciones se conocen como NCCN Clinical Practice Guidelines in Oncology (NCCN Guidelines®).

En NCCN Guidelines for Patients, se explican de manera sencilla estas recomendaciones de los expertos, para que pueda hablar con su equipo de atención médica sobre la mejor atención para usted.

NCCN Guidelines for Patients se basa en NCCN Guidelines® para el cáncer de riñón, versión 1.2026, 24 de julio de 2025.

Ver NCCN Guidelines for Patients gratis en Internet: NCCN.org/patientguidelines

Buscar un centro oncológico de NCCN cerca de usted: NCCN.org/cancercenters

Conocer cómo se preparan las NCCN Guidelines for Patients: NCCN.org/patient-guidelines-process

Comuníquese con nosotros

@NCCNorg @NCCNVideo NCCN @NCCNorg

Quiénes nos apoyan

NCCN Guidelines for Patients cuenta con el apoyo financiero de NCCN Foundation®

NCCN Foundation agradece profundamente a las siguientes empresas colaboradoras por hacer posible esta NCCN Guidelines for Patients: AVEO Pharmaceuticals, Inc. y Eisai Inc.

NCCN adapta, actualiza y aloja de forma independiente la NCCN Guidelines for Patients. Nuestras empresas colaboradoras no participan en la elaboración de esta NCCN Guidelines for Patients y no se responsabilizan del contenido ni las recomendaciones que se incluyen en la presente guía.

Para hacer una donación, visite NCCNFoundation.org/Donate

Para obtener más información, visite la página NCCN.org/patientguidelines o envíe un correo electrónico a PatientGuidelines@NCCN.org

Contenido

NCCN Foundation tiene como objetivo apoyar a los millones de pacientes y familias afectados por un diagnóstico de cáncer mediante la financiación y distribución de NCCN Guidelines for Patients. NCCN Foundation también se compromete a avanzar en los tratamientos contra el cáncer subsidiando a los médicos prometedores del país en el centro de innovación en cuanto a investigación del cáncer. Para obtener más detalles y acceder a la biblioteca completa de recursos para pacientes y cuidadores, visite NCCN.org/patients.

National Comprehensive Cancer Network (NCCN) y NCCN Foundation
3025 Chemical Road, Suite 100, Plymouth Meeting, PA 19462, EE. UU.

1

Acerca del cáncer de riñón

El cáncer que se origina en los riñones se denomina cáncer de riñón. Los riñones son dos órganos que se encuentran detrás de otros órganos en el abdomen. Producen hormonas y filtran la sangre para eliminar los residuos y el exceso de agua del cuerpo. En este capítulo, se ofrece una descripción de los riñones y el cáncer de riñón.

Cómo puede ayudar esta guía

Tomar decisiones sobre la atención oncológica es estresante. Tiene mucho por aprender, y no sabe lo que le depara el futuro.

Utilice esta guía para obtener la información y el apoyo que necesita.

Los pacientes, los médicos y otros profesionales de la salud confían en las NCCN Guidelines for Patients. En esta guía, se utiliza un lenguaje claro y cotidiano para explicar las recomendaciones actuales sobre el tratamiento del cáncer y están elaboradas por expertos respetados en el campo. Las recomendaciones se basan en las investigaciones más recientes y prácticas de los mejores centros oncológicos.

Su salud es única, por lo que su atención oncológica también debería serlo. A medida que lee esta guía, aprenderá sobre qué tratamientos tienen más probabilidades de ofrecer los mejores resultados para su caso. Así, tendrá más preparación para hablar con su equipo de atención médica.

¿Qué es el cáncer de riñón?

El cáncer de riñón comienza en los tejidos de este órgano. El cáncer de riñón que comienza en las células que recubren los túbulos renales se llama carcinoma de células renales (CCR). El término “renal” hace referencia al riñón. Aproximadamente 9 de cada 10 tumores de riñón son CCR. Dado que es el tipo más habitual, el CCR suele conocerse simplemente como cáncer de riñón. El CCR es el tema central de esta guía.

La mayoría de los CCR son de un tipo llamado CCR de células claras. Otro tipo menos frecuente es el CCR de células no claras.

Hay otros tipos de cáncer menos frecuentes que afectan al riñón. Si bien en ocasiones se pueden confundir con el CCR, es importante tener en cuenta que el tratamiento es diferente.

- El **carcinoma urotelial** comienza en el tejido urinario que recubre el riñón o el uréter. A pesar de que estos tumores pueden encontrarse en el uréter, cerca de los riñones, no son tumores de riñón. Como estos tumores comparten muchas características con el cáncer de vejiga, suelen tratarse como tales.
- El **tumor de Wilms (nefroblastoma)** suele presentarse en niños pequeños. En este tipo de tumor, se detectan células cancerosas en el riñón.
- El **sarcoma renal** comienza en los vasos sanguíneos o en el tejido conectivo del riñón y se trata como sarcoma de tejidos blandos.

¿Qué son los riñones?

Los riñones forman parte del aparato urinario. El aparato urinario es un grupo de órganos que eliminan residuos del cuerpo a través de la orina (o pis). Este aparato incluye los riñones, los uréteres, la vejiga y la uretra. Los riñones producen hormonas que ayudan a controlar la presión arterial. También generan hormonas que indican al cuerpo que produzca más glóbulos rojos.

La mayoría de las personas tiene dos riñones. Sin embargo, cada riñón funciona de manera independiente y no necesita que funcione el otro. Esto significa que el cuerpo a menudo puede funcionar bien con menos de un riñón completo. Muchas personas viven vidas plenas y saludables con un solo riñón.

Cada uno de ellos tiene aproximadamente el tamaño del puño de un adulto. El riñón está recubierto por una capa delgada de tejido, como la cáscara de una manzana. Esta capa de tejido se llama cápsula renal.

Encima de cada riñón se encuentra la glándula suprarrenal. El riñón y la glándula suprarrenal están rodeados de una capa de tejido graso. Cubriendo el tejido graso, hay una capa exterior de tejido fibroso llamada fascia de Gerota. Cuando el cáncer de riñón llega hasta la fascia de Gerota y la traspasa, es un signo de cáncer avanzado.

Los riñones y el aparato urinario

Los riñones son los principales órganos del aparato urinario. Los uréteres, la vejiga y la uretra retienen y transportan la orina antes de que salga del cuerpo.

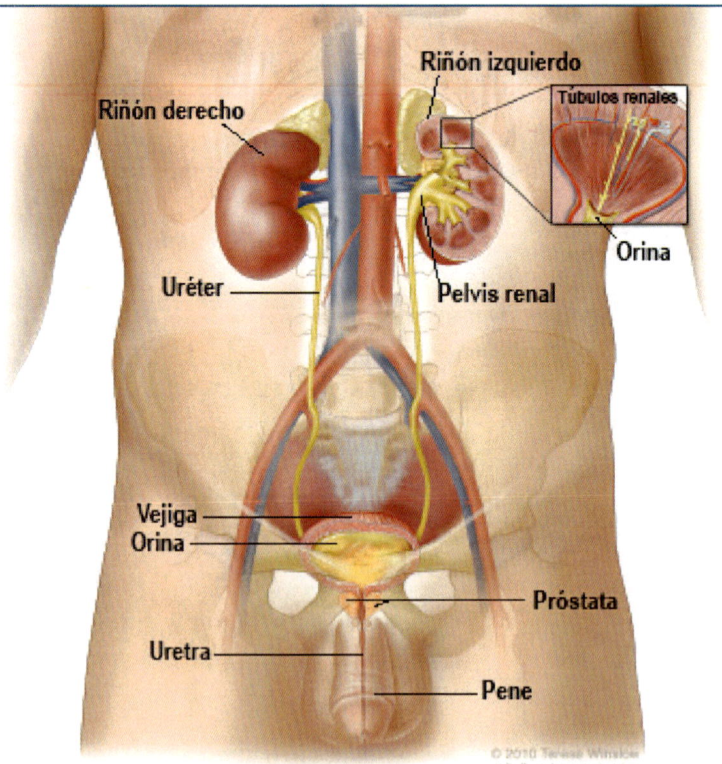

¿Cómo funcionan los riñones?

Los riñones realizan muchas tareas para mantener la salud del cuerpo. Su función principal es filtrar la sangre para eliminar los residuos y el exceso de agua del cuerpo. Al filtrar la sangre, los riñones también controlan y equilibran los niveles de fluidos y sustancias químicas del cuerpo.

La arteria renal transporta la sangre con los residuos hacia el riñón. La sangre luego fluye a través de unos tubos filtrantes del riñón que se llaman túbulos renales. La sangre se limpia a medida que pasa a través de los túbulos renales. Los túbulos renales eliminan los residuos y otras sustancias de la sangre. Estas sustancias se transforman en orina.

La sangre limpia y filtrada sale del riñón a través de la vena renal. La vena renal confluye en una vena más grande llamada vena cava. La vena cava lleva sangre limpia al corazón.

La orina sale de los túbulos renales y se acumula en un espacio que se encuentra en el centro del riñón llamado pelvis renal. La orina sale de la pelvis renal a través de un tubo largo denominado uréter. El uréter lleva la orina a la vejiga. La vejiga retiene la orina hasta que sale del cuerpo al orinar (o hacer pis). Un tubo más corto, llamado uretra, lleva la orina desde la vejiga hasta el exterior del cuerpo.

Los riñones filtran la sangre para eliminar los residuos

La sangre ingresa al riñón a través de la arteria renal. Los túbulos renales eliminan el exceso de agua y otros residuos de la sangre para producir la orina. La orina se escurre por los túbulos renales hacia la pelvis renal y luego sale del riñón a través del uréter. La sangre limpia y filtrada sale del riñón a través de la vena renal.

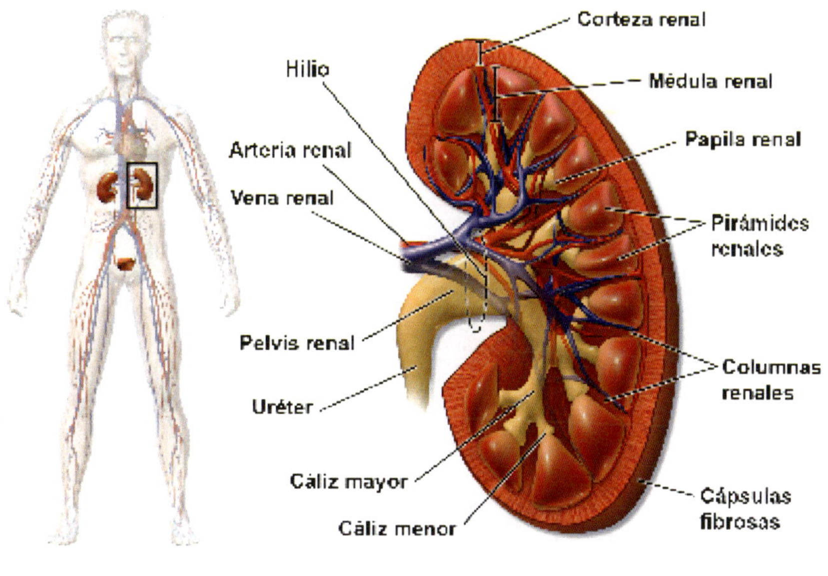

Casi todos los tumores de riñón comienzan en las células que recubren los túbulos renales. Los tumores pueden aparecer en cualquier parte del riñón y atravesar la vena renal y la vena cava.

¿Cómo se trata el cáncer de riñón?

La mayoría de los tumores de riñón se detectan mediante estudios de diagnóstico por imágenes realizados por motivos no relacionados. En ocasiones, puede ser necesario realizar una biopsia para poder diagnosticarlo. El tratamiento del cáncer de riñón se basa en el tipo de células tumorales, el tamaño y la ubicación del tumor o tumores y si el cáncer se ha extendido a otras partes del cuerpo.

El tratamiento suele comenzar con cirugía para extirpar el tumor y parte del riñón o la totalidad de este. Después de la cirugía, puede indicarse tratamiento farmacológico (sistémico).

En esta guía, se explica en detalle cómo se diagnostica y trata el cáncer de riñón. Se proporciona una descripción general de los tipos de pruebas y tratamientos, y qué se puede esperar durante ellos. También brindará información sobre afecciones hereditarias que pueden aumentar la posibilidad de sufrir tumores y cáncer de riñón.

¿Cómo puedo recibir la mejor atención?

Luche por usted. Usted tiene un papel importante que desempeñar en su cuidado. Muchas personas se sienten más satisfechas cuando participan activamente en la planificación de su atención oncológica.

NCCN Guidelines for Patients le permitirá desempeñar un papel más importante en su atención. Hable sobre las recomendaciones de esta guía con su equipo de atención médica. Pregunte sobre sus opciones y comparta sus objetivos e inquietudes.

¿No sabe qué preguntar? No se olvide de que cuenta con apoyo. Es por eso que incluimos sugerencias de preguntas al final de cada capítulo.

Siga leyendo para encontrar la mejor atención posible.

2
Pruebas para detectar el cáncer de riñón

La mayoría de los tumores de riñón se detectan por casualidad durante estudios de diagnóstico por imágenes de otros problemas de salud. Para confirmar (diagnosticar) el cáncer de riñón, se deben realizar otros estudios. En este capítulo, se presenta una descripción general de los posibles estudios que puede realizarse y qué puede esperar.

Los resultados de los estudios de diagnóstico por imágenes y la posible biopsia se utilizarán para determinar su plan de tratamiento. En este capítulo, se ofrece una descripción general de algunas de las pruebas que podría realizarse. Las posibles pruebas para planificar el tratamiento se encuentran en la **Guía 1**.

Pruebas médicas generales

A continuación, se describen algunas pruebas médicas generales.

Antecedentes médicos

Los antecedentes médicos son un registro de todos los problemas de salud y tratamientos que ha tenido durante su vida. Incluyen cirugías anteriores y afecciones de salud actuales. Lleve una lista de los medicamentos nuevos y antiguos e incluso los de venta libre, herbarios o los suplementos que esté tomando. Algunos suplementos interactúan y afectan los medicamentos que su equipo de atención médica puede recetarle. Además, informe a su equipo de atención médica sobre cualquier síntoma que tenga.

Antecedentes familiares

Al igual que otras enfermedades, algunos tipos de cáncer pueden ser hereditarios. Su médico le preguntará sobre los antecedentes médicos de sus familiares consanguíneos. Esta información se llama antecedentes familiares.

Pregunte a los miembros de ambos lados de su familia sobre problemas de salud como afecciones cardíacas, cáncer y diabetes, y a qué edad se los diagnosticaron. Es importante saber el tipo de cáncer específico, dónde comenzó el cáncer, si se encuentra en varios lugares y si se hicieron pruebas genéticas.

También puede ser útil conocer otros problemas de salud que pueden parecer no estar relacionados, como problemas cutáneos o lesiones en la piel que puedan tener otros miembros de la familia.

Guía 1 **Pruebas para planificar el tratamiento**
Antecedentes médicos y examen físico.
Hemograma completo con fórmula leucocitaria, perfil metabólico completo.
Análisis de orina.
TC o RM de abdomen con o sin zona pélvica.
TC (preferido) o radiografía de tórax.
Según sea necesario: gammagrafía ósea, RM cerebral, TC de tórax, biopsia por punción con aguja gruesa u otros estudios.
Posible análisis de riesgo genético si hay varios tumores en el riñón, tiene 46 años o menos o tiene antecedentes familiares.

Examen físico

Durante un examen físico, el equipo de atención médica puede realizar lo siguiente:

- Tomar la temperatura, la presión arterial, el pulso y la frecuencia respiratoria.
- Controlar su altura y peso.
- Auscultar el corazón y los pulmones.
- Observar sus ojos, oídos, nariz y garganta.
- Palpar y aplicar presión en distintas partes del cuerpo para ver si los órganos tienen tamaño normal, están blandos o duros, o si duelen cuando los toca.
- Palpar los ganglios linfáticos agrandados en el cuello, la axila y la ingle.

Detección de malestar emocional

Lidiar con un diagnóstico de cáncer puede ser estresante y provocar mucha angustia. El malestar emocional es una experiencia desagradable de naturaleza mental, física, social o espiritual. Puede afectar cómo uno se siente, piensa y actúa. El malestar emocional puede incluir sentimientos de tristeza, miedo, impotencia, preocupación, ira y culpa. También puede sufrir depresión, ansiedad y problemas para dormir. Su equipo de atención médica evaluará su nivel de malestar emocional. Esto es parte de su atención del cáncer.

Estado funcional

El estado funcional es una clasificación del nivel general de aptitud física de una persona y su capacidad para realizar tareas de la vida diaria. Es un factor que se tiene en cuenta al elegir un plan de tratamiento.

Análisis de sangre y orina

Los análisis de sangre y orina comprueban si hay signos de la enfermedad y el funcionamiento de los órganos. Los análisis de sangre requieren la obtención de una muestra de sangre, que se extrae con una aguja que se introduce en una vena del brazo. Para el análisis de orina, se le pedirá que llene un pequeño envase con orina (que haga pis en un frasco). Las muestras de sangre y orina se envían a un laboratorio para analizarlas.

A continuación, se describen los posibles análisis de sangre y orina.

Hemograma completo y fórmula leucocitaria

El hemograma completo mide los niveles de glóbulos rojos, glóbulos blancos y plaquetas en la sangre. La fórmula leucocitaria cuenta la cantidad de cada tipo de glóbulo blanco. Además, verifica si las cantidades están equilibradas entre sí.

Perfil metabólico completo

El perfil metabólico completo mide sustancias de la sangre. Proporciona información importante sobre el funcionamiento de sus riñones e hígado, entre otras cosas.

Análisis de orina

El análisis de orina detecta o mide diversas sustancias de la orina mediante un microscopio y pruebas químicas. La presencia de sangre en la orina (hematuria) puede deberse al cáncer de riñón o a otros problemas de salud. Las personas con cáncer de riñón pueden tener análisis de orina normales o presencia de sangre en la orina.

Citología urinaria

En la citología urinaria, una muestra de la orina se observa al microscopio para detectar si hay células cancerosas. Esta prueba puede utilizarse si su equipo de atención sospecha la presencia de cáncer urotelial en las vías urinarias o la vejiga.

Estudios de diagnóstico por imágenes

En los estudios de diagnóstico por imágenes, se toman fotografías del interior del cuerpo. Estos muestran el tumor primario, o el lugar donde comenzó el cáncer, y permiten buscar cáncer en otras partes del cuerpo. El radiólogo (un médico experto en interpretar estudios de diagnóstico por imágenes) enviará un informe de los resultados a su equipo de atención médica.

La siguiente información se presenta en orden alfabético.

Gammagrafía ósea

El cáncer de riñón se puede diseminar a los huesos. La gammagrafía ósea utiliza un radiomarcador para destacar las zonas con daño o pérdida ósea. Un radiomarcador es una sustancia que libera pequeñas cantidades de radiación. Antes de que se tomen las imágenes, se inyectará el radiomarcador en una vena. Pueden pasar algunas horas hasta que el radiomarcador entre en los huesos. Sin embargo, la prueba en sí misma es rápida y no causa dolor.

Una cámara especial tomará imágenes del radiomarcador en los huesos a medida que se desplaza por el cuerpo. Las áreas óseas dañadas absorben más radiomarcador que el hueso sano y se muestran como puntos brillantes en las imágenes. El daño óseo puede producirse por cáncer, tratamiento contra el cáncer, lesiones previas u otros problemas de salud. Este estudio se puede usar si tiene dolor en los huesos, si tiene un alto riesgo de metástasis óseas o si hay cambios en ciertos resultados del estudio.

Es posible que se utilicen gammagrafías óseas para controlar el tratamiento.

Medio de contraste

El medio de contraste es una sustancia que se usa para mejorar la calidad de los estudios de diagnóstico por imágenes como la TC y la RM. Se usan para que las imágenes sean más claras. Es importante saber que el medio de contraste utilizado para las TC es diferente del que se emplea para la RM. No todos los estudios de diagnóstico por imágenes requieren medios de contraste, pero muchos sí.

El medio de contraste se puede tomar por boca (vía oral) o se puede administrar por una vena (vía intravenosa o IV).

Avise a su equipo de atención médica si ha tenido alguna vez reacciones alérgicas al medio de contraste. Esto es importante. Es posible que le administren medicamentos para evitar los efectos de dichas alergias. Es posible que no se utilice el medio de contraste si tiene una alergia grave o si sus riñones no funcionan bien.

TC

La TC o TAC usa rayos X y tecnología informática para tomar imágenes del interior del cuerpo. Toma varias radiografías de la misma parte del cuerpo desde distintos ángulos. Es posible que le realicen una TC de cabeza, cuello y tórax para detectar cáncer. En la mayoría de los casos, se utilizará un medio de contraste.

“Comenzó con un sangrado gastrointestinal. Como no lograban detenerlo, me hicieron una TC de abdomen y así fue como descubrí que tenía un gran tumor en el riñón derecho”.

RM

Una RM usa ondas sonoras e imanes potentes para tomar fotografías del interior del cuerpo. No utiliza rayos X, lo que significa que no se emite radiación al organismo durante el estudio. Debido a los imanes muy potentes que se utilizan en el aparato de RM, informe al técnico si tiene algún metal o marcapasos en su cuerpo. Durante la prueba, es probable que se le pida que contenga la respiración durante 10 o 20 segundos mientras el técnico toma las imágenes.

Las RM tardan más que las TC. El resonador magnético cerrado tiene un diseño de cápsula en la que el imán rodea a la persona. El espacio es pequeño y cerrado. El resonador magnético abierto tiene un imán en la parte superior y en la inferior, lo que permite que haya una abertura en cada extremo. Los resonadores cerrados son más comunes que los abiertos. Por lo tanto, si tiene claustrofobia (miedo a los espacios cerrados), asegúrese de mencionárselo a su equipo de atención médica.

Ecografía

La ecografía usa ondas sonoras de energía alta para generar imágenes del interior del cuerpo. Es similar a la ecografía realizada en el embarazo. Se sostiene una sonda en forma de varilla (transductor) y se mueve sobre la piel desnuda con un gel. La ecografía no utiliza rayos X, por lo que puede repetirse todas las veces que sea necesario.

También puede mostrar si hay un tumor en el riñón y si el tumor es sólido o está lleno de líquido. También puede ayudar a evaluar si el tumor tiene flujo sanguíneo. Es más probable que los tumores de riñón sean sólidos y tengan flujo sanguíneo.

Radiografía

La radiografía utiliza baja dosis de radiación para tomar imágenes del interior del cuerpo. La radiografía de tórax se puede usar para ver si el cáncer se ha extendido a los pulmones. Puede denominarse también rayos X.

Ecografía de riñón

La ecografía de riñón usa ondas sonoras de energía alta para generar imágenes de los riñones.

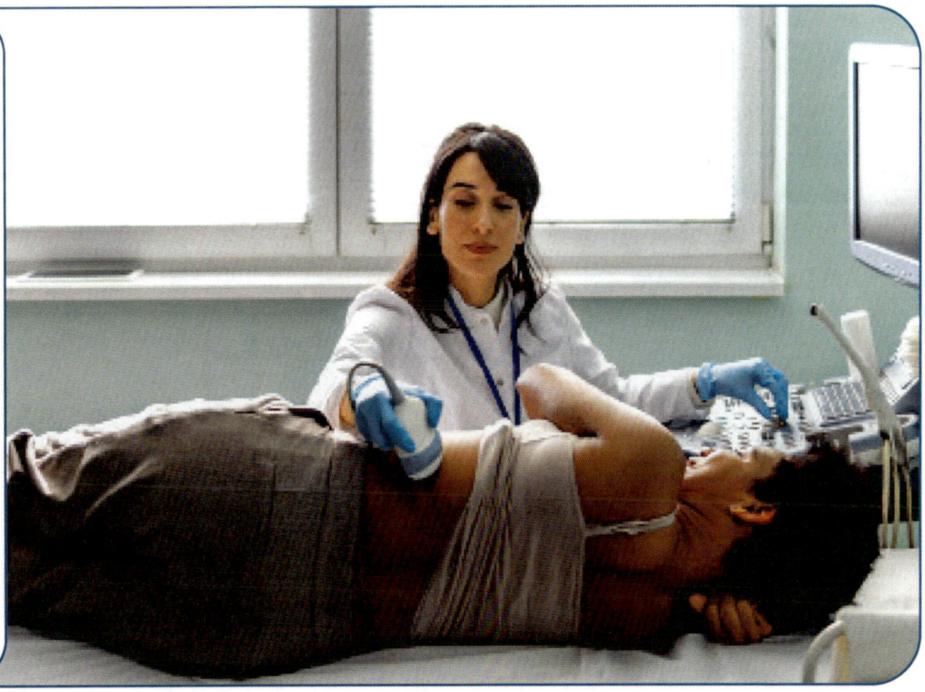

Biopsia

La biopsia es la extracción de una muestra de tejido o grupo de células para analizarla. Es un paso importante para realizar un diagnóstico preciso. Se realizan pruebas de laboratorio en el tumor después de extirparlo. Un anatomopatólogo (un médico que identifica enfermedades mediante el estudio de células y tejidos) examinará la muestra de la biopsia y hará un diagnóstico. Esto se denomina revisión histológica o histopatológica y puede tardar algunos días. En ocasiones, se requieren más pruebas para hacer el diagnóstico correcto.

Para la mayoría de los tipos de tumores, se debe realizar una biopsia para confirmar el cáncer antes de comenzar el tratamiento. Sin embargo, para muchas personas con una alta sospecha de cáncer de riñón que parece estar contenido en ese órgano, el tratamiento es la cirugía para extirpar el tumor. Después de extirparlo, se lo analiza (biopsia).

Existen diferentes tipos de biopsias que se realizan para el cáncer de riñón. La aspiración con aguja fina, la biopsia por punción con aguja fina y la biopsia por punción con aguja gruesa utilizan agujas de diferentes tamaños para extraer una muestra del tumor. Es posible guiar la biopsia mediante una ecografía o una TC.

Biopsia de metástasis

Una metástasis es la diseminación del cáncer a una zona del cuerpo como los pulmones, los huesos o el cerebro. Es posible que se necesite una biopsia de las metástasis para confirmar la presencia de cáncer. Si hay más de una metástasis, se puede realizar una biopsia en cada sitio. El tipo de biopsia utilizado depende de la ubicación de la presunta metástasis y otros factores.

"Pensamos que mi cáncer de mama había hecho metástasis, pero cuando me hicieron una biopsia de las lesiones, descubrieron que era cáncer de riñón, cáncer de riñón primario".

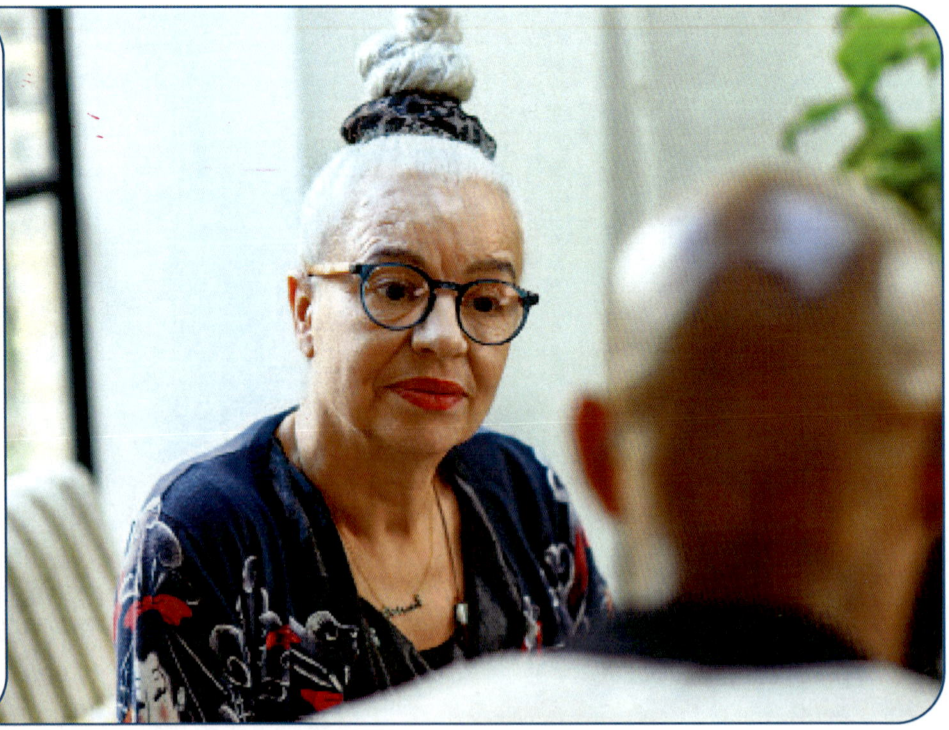

Pruebas de biomarcadores

Se puede analizar una biopsia del tumor para detectar mutaciones en los genes, niveles de proteínas u otras características moleculares. Estos estudios se llaman pruebas de biomarcadores y suelen utilizarse en personas con cáncer de riñón avanzado para elegir el mejor tratamiento.

Pruebas de mutación tumoral

Es posible que se utilice una muestra de sangre o del tumor para ver si las células cancerosas tienen mutaciones específicas del ADN. Esta es una prueba de ADN distinta de las pruebas genéticas para mutaciones que puede haber heredado de sus padres biológicos. En las pruebas de mutación tumoral, solo se analizan las células tumorales y no el resto del cuerpo. Estas pruebas suelen utilizarse en personas con cáncer de riñón avanzado.

Pruebas genéticas

Según sus antecedentes familiares u otras características del tumor, es posible que el equipo de atención médica le indique pruebas genéticas hereditarias para obtener más información sobre el tumor que padece. Un asesor genético o proveedor calificado hablará con usted sobre los resultados.

Las pruebas genéticas se realizan con sangre o saliva (se recoge saliva en un recipiente o se pasa un hisopo por el interior de la mejilla). El objetivo consiste en buscar mutaciones genéticas heredadas de sus padres biológicos (de nacimiento). Estas se llaman mutaciones de estirpe germinal. Algunas mutaciones genéticas pueden aumentar el riesgo de tener más de un tipo de tumor o cáncer. También puede transmitir estas mutaciones a sus hijos. Otros familiares también pueden ser portadores de estas mutaciones. Informe a su equipo de atención médica si en su familia hay antecedentes de cáncer.

Síndromes hereditarios de predisposición al cáncer

Algunos síndromes genéticos (o hereditarios) pueden poner a la persona en riesgo de desarrollar algunos tipos de tumores y cáncer. Un síndrome es un grupo de signos o síntomas que se presentan en conjunto y sugieren la presencia o el riesgo de contraer una enfermedad. Los síndromes hereditarios también podrían encontrarse en familiares consanguíneos (biológicos).

Una evaluación del riesgo genético identificará si usted posee un factor de riesgo genético asociado a desarrollar tumores o cáncer y determinará si las pruebas genéticas, exámenes adicionales o intervenciones preventivas pueden ser beneficiosos para usted. Dependiendo de la evaluación del riesgo genético, es posible que se someta a una prueba y asesoramiento genético. Las pruebas genéticas sirven para ver si tiene un síndrome hereditario que aumente el riesgo de contraer tumores y cáncer de riñón, junto con posiblemente otros tipos de cáncer o problemas médicos.

- El **carcinoma de células renales hereditario (CCRH)** es un cáncer de riñón causado por un síndrome hereditario. Puede encontrar más información sobre el CCRH en el *Capítulo 7: CCR hereditario.*

Si tiene CCR por causas hereditarias, es importante que consulte a sus médicos con frecuencia, especialmente si ya tiene un diagnóstico de CCR. Las personas con CCR hereditario confirmado se someten a un control distinto que quienes tienen CCR esporádico. Tendrá pruebas periódicas para detectar un nuevo tumor renal, y es posible que también necesite un seguimiento por parte de otros especialistas, según el tipo de CCR hereditario.

Puntos clave

- Los resultados de los estudios de diagnóstico por imágenes y la posible biopsia se utilizarán para determinar su plan de tratamiento.
- Los análisis de sangre y orina comprueban si hay signos de la enfermedad y el funcionamiento de los órganos.
- En los estudios de diagnóstico por imágenes, se toman fotografías del interior del cuerpo. Estos estudios se realizan para detectar y diagnosticar el cáncer de riñón.
- En una biopsia, se extrae una muestra de tejido o fluido para analizarla. No siempre se hacen biopsias antes de la cirugía para el cáncer de riñón si el tumor parece estar contenido en este órgano. Se suele analizar el tumor después de su extirpación.
- Algunas afecciones genéticas (o hereditarias) pueden aumentar el riesgo de padecer tumores o cáncer de riñón. El carcinoma de células renales hereditario (CCRH) es un cáncer de riñón causado por un síndrome hereditario.
- Las personas que tienen CCRH deben consultar a sus médicos con frecuencia, especialmente si ya han sido diagnosticadas con cáncer de riñón. Con los estudios de diagnóstico por imágenes periódicos, llamados pruebas de detección, se intenta detectar nuevos tumores renales.

Preguntas para hacer

- ¿Qué pruebas tendré que hacerme? ¿Con qué frecuencia me las realizarán?
- ¿Mi seguro pagará estas pruebas? ¿Cómo puedo conseguir ayuda para pagar las pruebas y el tratamiento?
- ¿Qué pruebas se realizarán en el tumor y los ganglios linfáticos?
- ¿Quién me explicará los resultados de las pruebas?
- ¿Me recomienda realizarme pruebas genéticas y recibir asesoramiento sobre los síndromes de predisposición hereditaria al cáncer? ¿Por qué sí, o por qué no?

¿Cuál es el siguiente paso?

Ahora que ha aprendido sobre los diferentes tipos de pruebas que podría recibir, en el siguiente capítulo se explicará cómo se estadifica el cáncer de riñón. La estadificación es parte de la planificación del tratamiento.

3

Estadificación del cáncer de riñón y tipos de CCR

La estadificación del cáncer sirve para guiar las decisiones de tratamiento. Describe el tamaño y la ubicación del tumor y si el cáncer se ha extendido a los ganglios linfáticos o a otros órganos o partes del cuerpo. En este capítulo, se explican los estadios del cáncer de riñón y los tipos de carcinoma de células renales (CCR).

¿Cómo se estadifica el cáncer de riñón?

El estadio del cáncer es una forma de describir el cáncer en el momento en que se diagnostica por primera vez. Según los estudios, a su cáncer se le asignará un estadio. La estadificación ayuda a predecir el pronóstico y a tomar decisiones sobre el tratamiento. El pronóstico es el curso que probablemente tomará su cáncer.

La estadificación clínica (antes de la cirugía) es la clasificación que se realiza antes de cualquier tratamiento como parte del diagnóstico inicial. En el cáncer de riñón, se basa en los resultados de los estudios de diagnóstico por imágenes. La estadificación anatomopatológica (después de la cirugía) se basa en la información que se obtuvo después de la cirugía para extirpar todo o parte del riñón y los ganglios linfáticos cercanos. Esto describe con más precisión cuánto se ha extendido el cáncer y se utiliza para determinar sus opciones de tratamiento después de la cirugía.

Durante la estadificación del cáncer de riñón, se recopila la siguiente información:

- **El tamaño del tumor (T)**: ¿qué tan grande es el tumor? ¿Se ha extendido a zonas cercanas?
- **La extensión a los ganglios linfáticos cercanos (N)**: ¿el cáncer se ha extendido a los ganglios linfáticos cercanos? En caso afirmativo, ¿a cuántos? ¿Dónde?
- **La extensión (metástasis) hacia zonas alejadas (M)**: ¿el cáncer se ha extendido a órganos distantes, como los pulmones o el hígado?

La estadificación se basa en una combinación de información para llegar a un estadio final numerado. A menudo, no se dispone de toda la información en la evaluación inicial. Se puede recopilar más información a medida que comienza el tratamiento.

“Si algo he aprendido, es que nadie defenderá sus intereses como usted puede hacerlo. Merece el tiempo y la dedicación de su equipo de atención. Merece que le presten atención. También aprendí que las personas dan sorpresas. En mi momento más solitario, en mi peor momento, la gente salió de la nada para apoyarme. Algunos de ellos no eran los que esperaba. A otros, apenas los conocía, pero se acercaron y eso significó mucho”.

Cómo se disemina el cáncer de riñón

Los tumores pueden aparecer en cualquier parte del riñón y atravesar la vena renal y la vena cava. El cáncer de riñón también se puede extender a otras partes del cuerpo en un proceso llamado metástasis. En la metástasis, las células cancerosas se desplazan en la sangre o la linfa para formar nuevos tumores fuera del riñón. Los nuevos tumores se denominan tumores metastásicos o metástasis.

- **Diseminación local:** en la enfermedad localmente avanzada, el cáncer se ha extendido a una zona próxima al tumor primario (principal). El cáncer de riñón puede invadir tejidos cercanos como el tejido graso circundante, los vasos sanguíneos, los ganglios linfáticos, las glándulas suprarrenales y la fascia de Gerota.
- **Metástasis a distancia:** en la enfermedad metastásica, el cáncer se ha extendido a partes distantes del cuerpo alejadas del lugar primario. El cáncer de riñón tiende a diseminarse a sitios distantes como los pulmones, los ganglios linfáticos y los huesos y, con menos frecuencia, al hígado y al cerebro. Tener tumores múltiples en uno o ambos riñones no se considera metástasis, y se tratan como tumores primarios independientes.

El riñón y la glándula suprarrenal

Encima de cada riñón se encuentra la glándula suprarrenal. El riñón y la glándula suprarrenal están rodeados de una capa de tejido graso. Rodeando el tejido graso, hay una capa de tejido fibroso llamada fascia de Gerota.

Trabajo derivado de Kidney and Adrenal Gland [El riñón y la glándula suprarrenal] por Alan Hoofring de NCI Visuals Online. Disponible en https://visualsonline.cancer.gov/details.cfm?imageid=4355

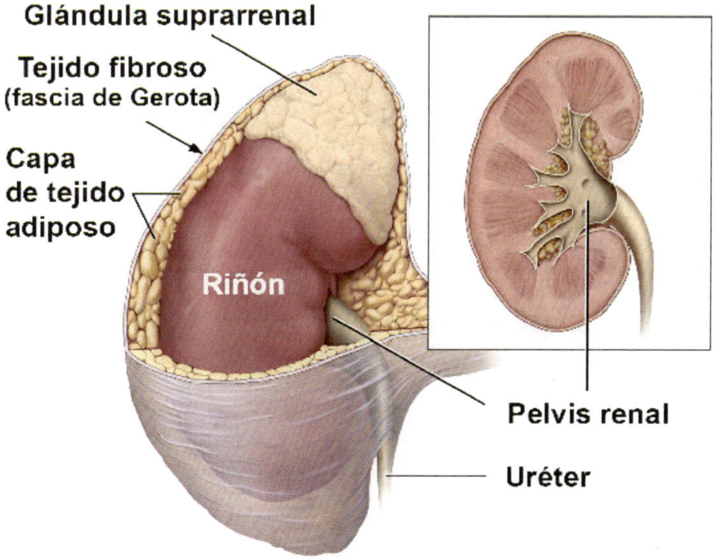

National Cancer Institute

Clasificación TNM

El sistema tumor, ganglio y metástasis (TNM) se usa para estadificar el cáncer de riñón. En este sistema, las letras T, N y M describen diferentes áreas del crecimiento del cáncer. Según los resultados de las pruebas, se asigna un puntaje o número a cada letra. Cuanto más alto el número, más grande es el tumor o mayor es la extensión del cáncer. Estas puntuaciones se combinan para asignar un estadio al cáncer. Un ejemplo del sistema TNM se vería así: T1N0M0 o T1, N0, M0.

T = Tumor

La T describe la profundidad y el tamaño del tumor principal (primario) y si se extendió hacia el tejido cercano. Un tumor se puede extender fuera del riñón y hacia las estructuras cercanas.

Los tumores de riñón se miden en centímetros (cm). Una pelota de béisbol mide 7 cm, una pelota de golf, 4 cm y un guisante, 1 cm. El riñón tiene el tamaño de un puño, es decir, alrededor de 11 cm por 5 cm.

- **T1**: el tumor mide 7 cm o menos y se limita al riñón.
- **T2:** el tumor mide más de 7 cm y se limita al riñón.
- **T3:** el tumor se extiende fuera del riñón a las venas y tejidos principales, pero no a la fascia de Gerota.
- **T4**: el tumor invade la fascia de Gerota y podría llegar a la glándula suprarrenal.

Los tumores de riñón se miden en centímetros (cm): como referencia, una pelota de béisbol mide 7 cm; una pelota de golf, 4 cm y un guisante, 1 cm.

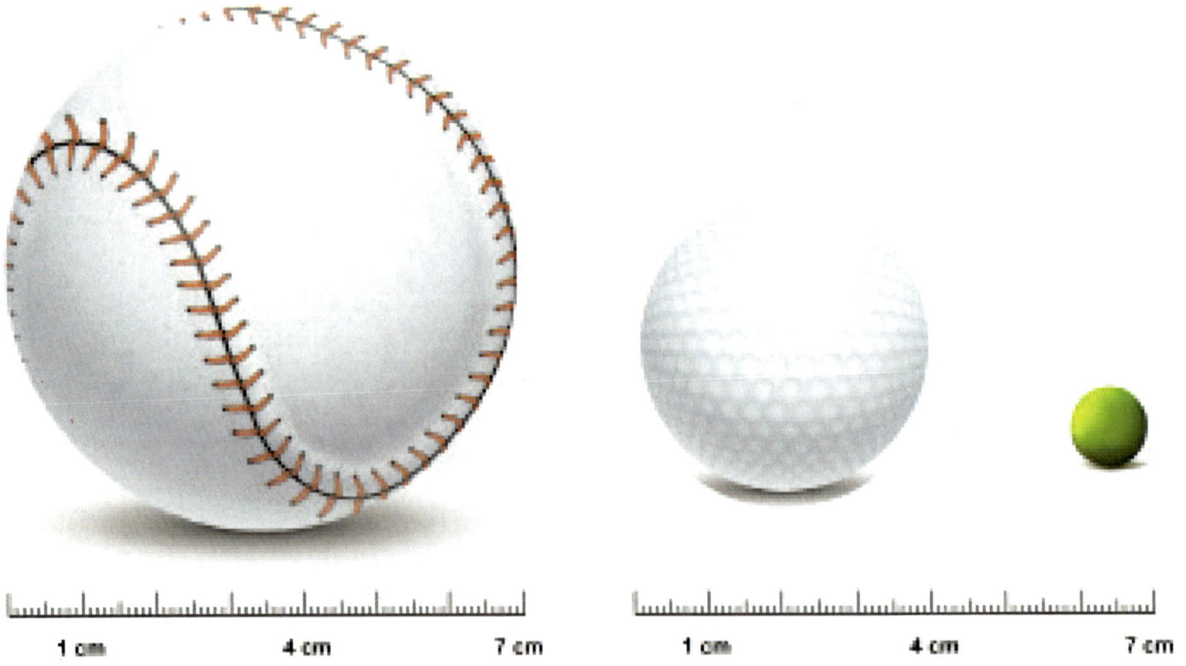

N = Ganglios linfáticos regionales

En todo el cuerpo, hay cientos de ganglios linfáticos. Funcionan como filtros para ayudar a combatir las infecciones y eliminar las sustancias nocivas del cuerpo. Los ganglios linfáticos regionales se encuentran cerca del riñón. Los ganglios linfáticos regionales incluyen los ganglios hiliares renales, cavos y aórticos. El cáncer que se encuentra en los ganglios linfáticos regionales se llama metástasis de los ganglios linfáticos. Es diferente de una metástasis a distancia, que se encuentra lejos del tumor principal del riñón.

La extirpación de los ganglios linfáticos se llama disección de los ganglios linfáticos o disección ganglionar.

- **NX**: los ganglios linfáticos regionales no pueden evaluarse.
- **N0**: no se encuentra metástasis de los ganglios linfáticos regionales.
- **N1**: se encuentra metástasis de los ganglios linfáticos regionales.

Guía 2
Estadios del cáncer de riñón

Estadio 1	• T1, N0, M0
Estadio 2	• T2, N0, M0
Estadio 3	• T1 o T2, N1, M0 • T3, NX o N1 o N2, M0
Estadio 4	• T4, cualquier N, M0 • Cualquier T, cualquier N, M1

M = Metástasis

La metástasis se produce cuando el cáncer se ha extendido a partes distantes del cuerpo. Los lugares más frecuentes de metástasis son los huesos, el hígado, los pulmones, el cerebro, las glándulas suprarrenales y los ganglios linfáticos distantes.

Estadios del cáncer de riñón

Los estadios numerados se basan en la clasificación TNM. Los estadios van del estadio 1 al estadio 4, que es el más avanzado. Se pueden escribir también como estadio I, estadio II, estadio III y estadio IV.

Los distintos tipos de cáncer de riñón del mismo estadio suelen tener una evolución (pronóstico) similar y se tratan de forma parecida. En general, los primeros estadios del cáncer tienen mejor evolución. Otros factores, como su salud general, también son muy importantes. Para los estadios del cáncer de riñón, consulte la **Guía 2**.

Los estadios generales para el cáncer de riñón se describen a continuación.

Cáncer de riñón incipiente

En este estadio, el tumor solo se encuentra en el riñón.

- **Estadio 1 (T1, N0, M0)**: el tumor solo se encuentra en el riñón y mide menos de 7 cm.
- **Estadio 2 (T2, N0, M0)**: el tumor mide más de 7 cm y solo se encuentra en el riñón.

Cáncer de riñón localmente avanzado

En este estadio, el cáncer se encuentra en los ganglios linfáticos cercanos.

- **Estadio 3 (T1 o T2, N1, M0)**: el tumor solo se encuentra en el riñón, pero el cáncer se ha diseminado (hizo metástasis) a los ganglios linfáticos.
- **Estadio 3 (T3, NX o N0 o N1, M0):** el tumor se ha extendido fuera del riñón a las venas y tejidos cercanos. No se ha extendido a la glándula suprarrenal o más allá de la fascia de Gerota. El cáncer puede estar o no en los ganglios linfáticos cercanos.

Cáncer de riñón avanzado

En el cáncer de riñón avanzado, el tumor se ha extendido fuera del riñón. El cáncer se encuentra en los ganglios linfáticos cercanos, pero no se ha extendido a lugares distantes.

- **Estadio 4 (T4, cualquier N, M0)**: el tumor se ha extendido más allá de la fascia de Gerota y quizás a la glándula suprarrenal. El cáncer se encuentra en los ganglios linfáticos cercanos.

Cáncer de riñón metastásico

En el cáncer de riñón metastásico, el cáncer se ha extendido a partes distantes del cuerpo.

- **Estadio 4 (cualquier T, cualquier N, M1)**: el tumor es de cualquier tamaño y puede extenderse o no más allá del riñón. El cáncer puede haberse diseminado o no a los ganglios linfáticos cercanos, pero se ha extendido a partes distantes del cuerpo.

Carcinoma de células renales

La mayor parte de los tumores de riñón aparecen en las células que recubren los pequeños tubos filtrantes del riñón que se llaman túbulos renales.

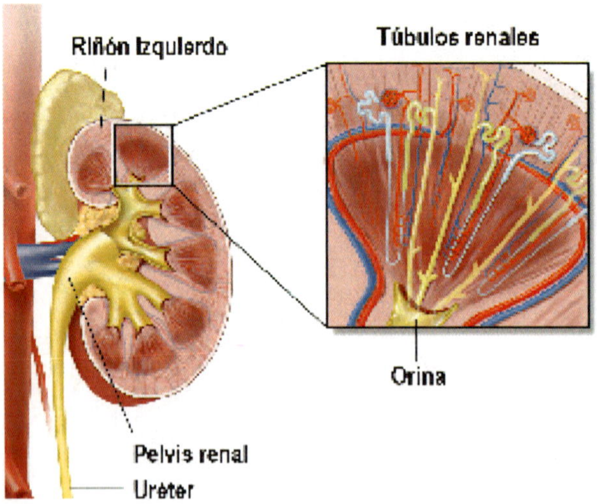

Tipos de CCR

El carcinoma de células renales (CCR) es el tipo más frecuente de cáncer de riñón. El CCR puede dividirse en subtipos con la observación de las células cancerosas al microscopio. Esto se llama características histológicas. Las características histológicas del tumor, el estadio del cáncer y otros factores son una parte importante en la elección del plan de tratamiento. Pregúntele a su equipo de atención sobre su subtipo de cáncer.

CCR de células claras

El CCR de células claras (CCRcc) es el subtipo más habitual. Se presenta en aproximadamente 7 de cada 10 personas con CCR. Vistas al microscopio, las células claras se ven muy pálidas o transparentes.

CCR de células no claras

El CCR de células no claras también se denomina CCRcnc. Existen varios subtipos:

- El **CCR papilar (CCRP)** es el subtipo más común de CCRcnc. Aproximadamente 1 de cada 10 personas con CCR tienen CCRP. Vistos al microscopio, la mayoría de los tumores papilares tiene un aspecto en forma de dedos largos y delgados.
- Las células **cromófobas del CCR** son pálidas, tienen mayor tamaño que las células claras y un aspecto diferente.

Tipos poco frecuentes de CCR de células no claras

Entre los otros tipos poco frecuentes de CCRcnc, se encuentran:

- El **carcinoma medular renal (CMR)** se puede encontrar en jóvenes de ascendencia africana que portan el rasgo de células falciformes, tienen enfermedad de células falciformes u otras enfermedades que pueden causar la formación de células falciformes en los glóbulos rojos.
- El **CCR de translocación** se puede encontrar en todas las edades, pero suele diagnosticarse en niños o adultos más jóvenes. Estos tumores tienen fusiones únicas de genes que promueven el cáncer.
- El **CCR no clasificado** describe las células cancerosas que no se parecen a ninguno de los subtipos o en las que está presente más de un subtipo.

Algunos otros tipos de CCR que se han definido recientemente incluyen:

- Tumor renal papilar de células claras
- CCR con deficiencia de fumarato hidratasa
- CCR con mutación de ELOC (antes TCEB1)

Características sarcomatoides

Casi cualquier tipo de carcinoma de células renales puede convertirse en sarcomatoide o tener características sarcomatoides. Esto significa que las células del cáncer son fusiformes y se parecen a las células de un sarcoma (cáncer de los tejidos conectivos, como músculos, nervios, grasa, vasos sanguíneos y tejido fibroso).

Los tumores renales sarcomatoides aparecen en menos de 1 de cada 10 tumores de CCR. Sin embargo, cuando están presentes, suelen crecer más rápidamente que otros tipos de cáncer de riñón y es más probable que se diseminen a otras partes del cuerpo. Esto los hace más difíciles de tratar.

Puntos clave

- El estadio del cáncer ayuda a predecir el posible progreso del cáncer, lo que se denomina pronóstico. El estadio del cáncer describe el tamaño y la ubicación del tumor y la extensión del cáncer.
- La estadificación y el subtipo del cáncer sirven para tomar decisiones acerca del tratamiento.
- En el cáncer de riñón en estadio 1, el tumor mide 7 cm o menos y se encuentra solo en el riñón.
- En el cáncer de riñón en estadio 2, el tumor mide más de 7 cm y se encuentra solo en el riñón.
- En el cáncer de riñón en estadio 3 (T1 o T2), el tumor no se ha extendido fuera del riñón a las venas y tejidos cercanos, pero se ha diseminado a los ganglios linfáticos cercanos. En el cáncer de riñón en estadio 3 (T3), el tumor se ha extendido fuera del riñón a las venas y tejidos cercanos, y puede haberse diseminado a los ganglios linfáticos cercanos o no. No se ha extendido a la glándula suprarrenal o más allá de la fascia de Gerota.
- El cáncer confinado al riñón se llama cáncer de riñón incipiente. Cuando se detecta cáncer en los ganglios linfáticos cercanos, se denomina cáncer de riñón localmente avanzado.
- En el cáncer de riñón en estadio 4, el tumor puede ser de cualquier tamaño. Puede haberse extendido fuera del riñón. El cáncer de riñón en estadio 4 puede ser localmente avanzado o metastásico.

Preguntas para hacer

- ¿En qué estadio se encuentra mi cáncer de riñón? ¿Qué significa eso?
- ¿Qué significa el estadio del cáncer en cuanto a la supervivencia y calidad de vida?
- ¿Qué tamaño tiene el tumor o los tumores? ¿Hay más de un tumor?
- ¿El cáncer se ha esparcido fuera del riñón a los ganglios linfáticos cercanos, órganos o partes distantes del cuerpo?
- Según el estadio del cáncer, ¿qué opciones de tratamiento recomienda y por qué?

¿Cuál es el siguiente paso?

En el próximo capítulo, se ofrece una descripción de las opciones de tratamiento y qué esperar de éste.

4

Tipos de tratamiento

En este capítulo, se presenta una descripción general de los tipos posibles de tratamiento y qué puede esperar de él. No todas las personas reciben el mismo tratamiento. Las opciones de tratamiento se basan en muchos factores. Juntos, usted y su equipo de atención médica elegirán un plan de tratamiento que sea mejor para usted.

Los resultados de los estudios de diagnóstico por imágenes y, posiblemente, de una biopsia se utilizarán para determinar el plan de tratamiento según el estadio del cáncer que padece. El tratamiento se basa en el tamaño, el subtipo de cáncer de riñón conocido o presunto, como carcinoma de células renales, y la ubicación del tumor o de los tumores.

Su equipo de atención médica

El tratamiento del cáncer requiere un abordaje en equipo. Las decisiones sobre el tratamiento deben estar a cargo de un equipo multidisciplinario de profesionales de atención médica y atención psicosocial de diferentes entornos que tengan conocimiento y experiencia sobre su tipo de cáncer. Este equipo debe reunirse para planificar e implementar su tratamiento. Pregunte quién coordinará su atención.

Uno o más de los siguientes especialistas pueden participar de la atención del cáncer de riñón:

- **Oncólogo:** médico que diagnostica y trata el cáncer. Los tipos de oncólogos son clínicos, radiólogos y cirujanos.
- **Urólogo:** médico experto en enfermedades del aparato urinario.
- **Urólogo oncólogo:** médico que se especializa en el diagnóstico y tratamiento de los distintos tipos de cáncer del aparato urinario. Otros tipos de oncólogos son los oncólogos médicos, cirujanos y radiólogos.
- **Nefrólogo:** médico experto en enfermedades renales.

La siguiente sección comienza con opciones de tratamiento para tumores más pequeños y, luego, ofrece información sobre la cirugía, la radioterapia, el tratamiento farmacológico (sistémico) y los ensayos clínicos. El capítulo termina con una descripción de los posibles efectos secundarios del tratamiento.

El tratamiento habitual es la mejor manera que se conoce para tratar una enfermedad particular de acuerdo con los ensayos clínicos anteriores. Puede haber más de un tratamiento que se considere el tratamiento habitual. Pregúntele a su equipo de atención médica las opciones de tratamiento con las que cuenta y si podría participar de un ensayo clínico.

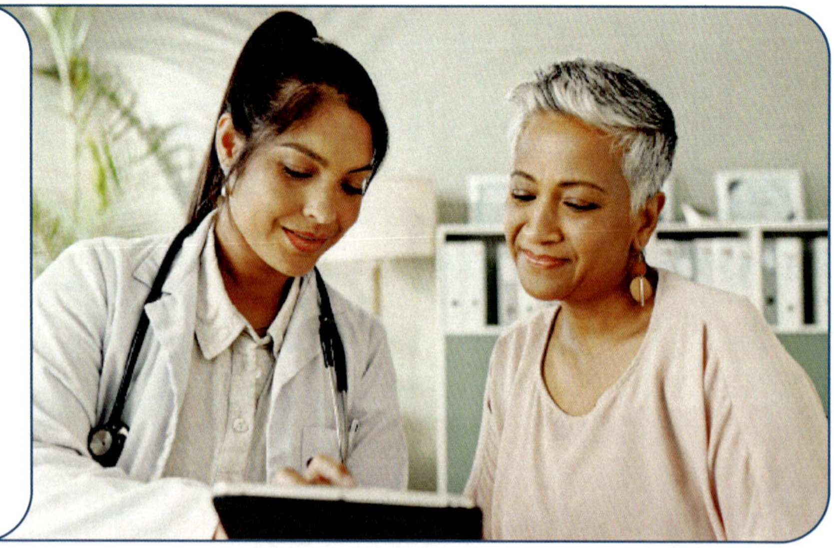

Seguimiento activo

El seguimiento activo controla de cerca el crecimiento tumoral. Durante este tiempo, se le realizarán estudios de diagnóstico por imágenes de forma periódica. No recibirá tratamiento. Se comenzará con el tratamiento si el tumor crece. Puede haber otras razones para comenzar el tratamiento, como dolor, malestar o sangrado del tumor. No obstante, estos síntomas son poco frecuentes en tumores pequeños que pueden ser monitoreados mediante seguimiento activo. Pregúntele a su equipo de atención qué podría desencadenar la necesidad de tratamiento y con qué frecuencia se someterá a estudios de diagnóstico por imágenes.

El seguimiento activo puede ser una opción para un tumor de menos de 2 cm que no ha hecho metástasis o en las personas con otros problemas de salud graves que pueden no estar en buenas condiciones físicas como para afrontar la cirugía u otros tratamientos. La edad y tener otras afecciones de salud aumentan el riesgo de efectos secundarios graves y complicaciones del tratamiento.

Ablación

La ablación utiliza frío extremo, calor extremo, ondas de radio, microondas o sustancias químicas para destruir las células cancerosas. Puede destruir tumores pequeños (generalmente de 3 cm o menos) y metástasis con poco daño a los tejidos cercanos. La ablación se puede utilizar si no está en buenas condiciones físicas como para tener una cirugía o si desea evitarla.

Se puede realizar una biopsia antes de la ablación o después de ella. Es posible que necesite recibir varios tratamientos para destruir el tumor o la metástasis.

Estos son los tipos de ablación utilizados para tratar un tumor renal pequeño o una metástasis aislada:

- La **crioablación, la crioterapia o la criocirugía** eliminan las células cancerosas congelándolas con una sustancia muy fría.
- La **ablación por radiofrecuencia (ARF)** elimina las células cancerosas calentándolas con ondas de radio de alta energía.
- La **ablación por microondas** utiliza energía electromagnética para eliminar las células cancerosas.

Todos los tipos de ablación utilizan una aguja especial, llamada sonda, que se introduce en el tumor, la metástasis o la lesión. Con la crioterapia, se pasa un gas medicinal a través de la sonda para lograr temperaturas por debajo del punto de congelación. Esto congela el tumor y lo destruye. Con la ARF, la sonda emite ondas de radio para calentar el tumor y destruirlo. La sonda se puede introducir a través de la piel y colocarse en su lugar mediante una tomografía computarizada, una ecografía u otros estudios de diagnóstico por imágenes. También se puede introducir y colocar en su lugar durante una cirugía laparoscópica.

Los estudios de diagnóstico por imágenes se utilizan para controlar el tumor durante el tratamiento y asegurarse de que todo el tumor haya sido destruido (extirpado). La sonda se retirará cuando finalice el tratamiento.

Cirugía

La cirugía es una operación o procedimiento para extirpar el cáncer del cuerpo. La cirugía suele ser el tratamiento principal o primario para extirpar el cáncer del riñón. Sin embargo, es solo una parte del plan de tratamiento. También puede funcionar como tratamiento complementario para aliviar el dolor o el malestar. Este procedimiento se llama cirugía paliativa.

Al prepararse para la cirugía, debe consultar la opinión de un cirujano experimentado. El cirujano debe ser experto en el tipo de cirugía al que se someta. Los hospitales que hacen muchas cirugías suelen tener mejores resultados. Puede pedir una derivación a un hospital o centro oncológico que tenga experiencia en el tratamiento de su tipo de cáncer.

La extirpación del cáncer mediante cirugía puede llevarse a cabo de diferentes maneras, según las circunstancias específicas, como el tamaño y la ubicación del tumor y la presencia de cáncer en algún órgano o tejido circundante. La cirugía se basa en la forma más segura y adecuada de eliminar el cáncer. A continuación, se describen los tipos de cirugía utilizados para tratar el cáncer de riñón.

Cirugía abierta

La cirugía abierta extirpa el tejido a través de una gran incisión quirúrgica (corte). Esta intervención le permite al cirujano ver y acceder directamente al tumor del riñón para extirparlo. La cirugía abierta puede durar varias horas o más. Después de este procedimiento, necesitará quedarse en el hospital para recuperarse.

Intervención quirúrgica mínimamente invasiva

La cirugía mínimamente invasiva (cirugía laparoscópica) se realiza a través de varias incisiones pequeñas. Se introducen instrumentos pequeños a través de cada incisión para realizar la cirugía. Uno de los instrumentos, llamado videoscopio, es un tubo largo con una cámara de video en el extremo. La cámara le permite al cirujano ver el riñón y otros tejidos cerca del tumor. Los demás instrumentos se usan para extirpar el tumor. La cirugía mínimamente invasiva, también llamada cirugía laparoscópica, se puede realizar con brazos robóticos para controlar el instrumental quirúrgico. A esto se le llama cirugía laparoscópica asistida por robot.

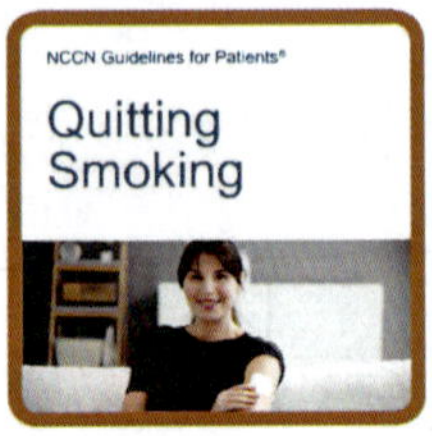

Si fuma o vapea, pida ayuda para dejar de hacerlo

Fumar o vapear nicotina aumenta mucho sus posibilidades de sufrir efectos secundarios durante y después de la cirugía. Fumar y vapear pueden limitar los efectos del tratamiento e impiden la cicatrización de la herida. También aumenta las posibilidades de padecer otros cánceres. El consumo de cannabis también podría afectar la cantidad de anestesia que se utiliza durante la cirugía.

La nicotina es la sustancia química que se encuentra en el tabaco y que hace que quiera seguir fumando y vapeando. La abstinencia de la nicotina es un reto para la mayoría de las personas que fuman o vapean. El estrés de tener cáncer puede dificultar aún más el dejar de fumar. Si fuma o vapea, pregunte a su equipo de atención médica sobre asistencia psicológica y medicamentos para ayudarlo a dejar de fumar.

Puede encontrar más información en *NCCN Guidelines for Patients: Dejar de fumar* en NCCN.org/patientguidelines y en la aplicación NCCN Patient Guides for Cancer.

Para obtener ayuda en línea, consulte estos sitios web:

- SmokeFree.gov
- CDC.gov/tobacco

Cirugía del tumor

La extirpación del tumor se denomina resección tumoral. Se solicitarán estudios de diagnóstico por imágenes para determinar si el cáncer se puede extirpar completamente mediante cirugía (resecable) o si no se puede extirpar completamente (irresecable). A veces, los estudios de diagnóstico por imágenes no pueden mostrar claramente de qué tipo es.

Nefrectomía parcial

En la nefrectomía parcial, se extirpa el tumor y el tejido que lo rodea y se deja un riñón que sigue funcionando. La glándula suprarrenal y los ganglios linfáticos no se tocan.

La nefrectomía parcial puede denominarse cirugía conservadora de nefronas o de riñón, ya que salva (preserva) la mayor parte del riñón que sea posible. El riñón puede seguir funcionando incluso si se le ha extirpado una parte. Esta es una ventaja de la nefrectomía parcial. Si tiene una función renal deficiente o corre riesgo de tenerla, esta cirugía podría ser una opción. Además, podría indicarse también si tiene solo un riñón, función renal limitada o tumores en ambos riñones.

A menudo, la nefrectomía parcial se usa para tratar el cáncer de riñón cuando el tumor es pequeño y afecta a un solo riñón. Para la mayoría de los tumores pequeños, la nefrectomía parcial puede extirpar todo el cáncer con buenos resultados a largo plazo. La nefrectomía parcial puede utilizarse para extirpar tumores de mayor tamaño,

Nefrectomía parcial

En la nefrectomía parcial, se extirpa el tumor y el tejido que lo rodea y se deja un riñón que sigue funcionando.

https://commons.wikimedia.org/wiki/File:Diagram_showing_before_and_after_a_partial_nephrectomy_CRUK_102.svg

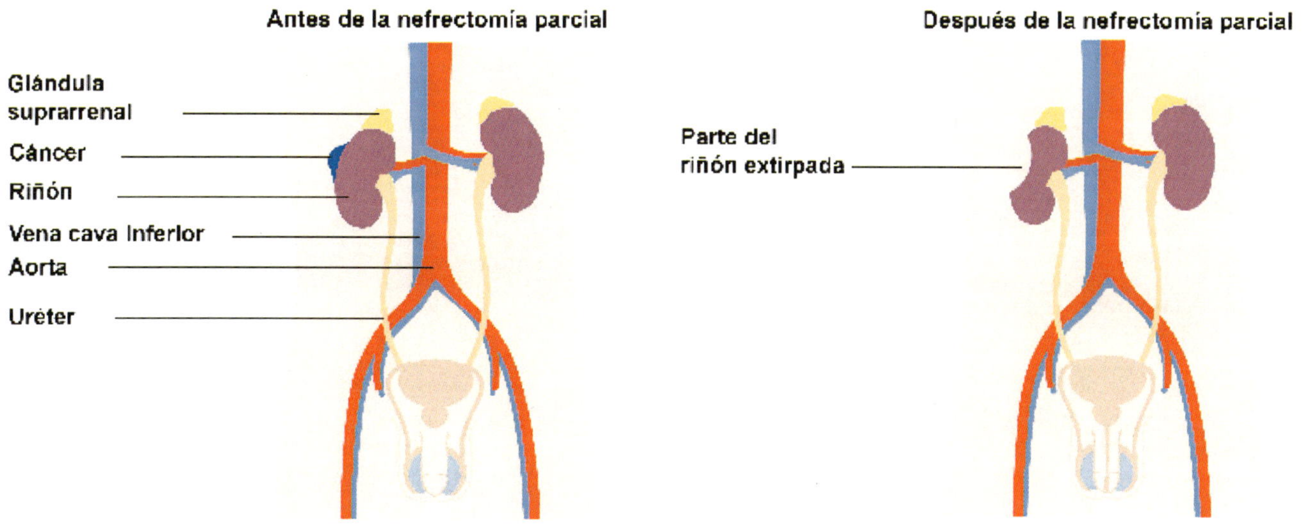

pero la localización del tumor en el riñón y su estado general de salud se tienen en cuenta en cualquier tipo de cirugía.

La nefrectomía parcial es una cirugía compleja. Tiene más dificultades técnicas que la cirugía que extirpa todo el riñón.

La nefrectomía parcial solo debe:

- realizarla un cirujano experto que realice este tipo de cirugía con frecuencia
- realizarse cuando se pueda extirpar todo el tumor de manera segura y dejar intacta la parte sana del riñón

Con cualquier tipo de cirugía, existen riesgos para la salud y efectos secundarios. Un efecto secundario es una afección perjudicial o desagradable causada por el tratamiento. Algunos posibles efectos secundarios de la nefrectomía parcial incluyen infecciones, sangrado, dolor de las incisiones quirúrgicas y escapes de orina del riñón.

Nefrectomía radical

La nefrectomía radical es una cirugía en la que se extirpa el tumor con todo el riñón y el tejido graso que rodea a este órgano. Mediante esta cirugía también se puede extirpar la glándula suprarrenal (que se encuentra en la parte superior del riñón) y los ganglios linfáticos cercanos. La cantidad de tejido que se extirpa depende de la extensión del tumor.

Nefrectomía radical

En la nefrectomía radical, se extirpa el tumor con todo el riñón y el tejido graso que rodea a este órgano. Mediante esta cirugía también se puede extirpar la glándula suprarrenal que se encuentra en la parte superior del riñón y los ganglios linfáticos cercanos.

https://commons.wikimedia.org/wiki/File:Diagram_showing_before_and_after_a_radical_nephrectomy_CRUK_104.svg

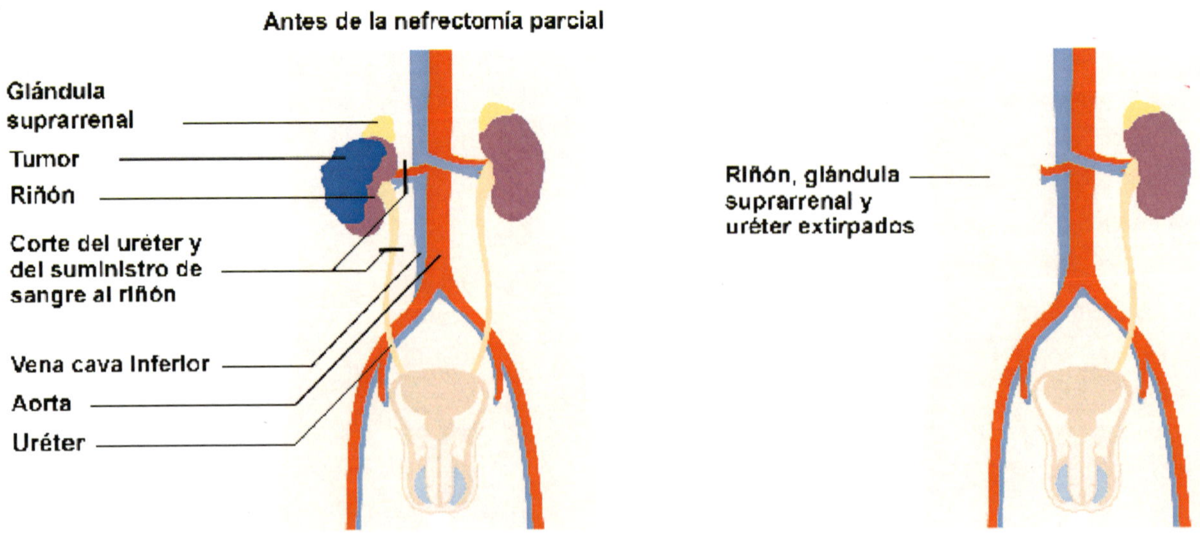

- La **adrenalectomía** extirpa la glándula suprarrenal. La glándula suprarrenal anexa puede extirparse si se ve anormal en las estudios de diagnóstico por imágenes. También se puede extirpar si el tumor está cerca de la parte superior del riñón donde se encuentra la glándula suprarrenal.
- La **disección de ganglios linfáticos** extirpa los ganglios linfáticos cercanos. No suele realizase una disección de ganglios linfáticos como parte de la nefrectomía radical estándar. Los ganglios linfáticos cercanos se pueden extirpar si se ven agrandados en los estudios de diagnóstico por imágenes o durante la cirugía.

Si el tumor se ha extendido a la vena renal y la vena cava, pueden cortarse las venas para extirpar todo el cáncer. En casos poco frecuentes, puede ser necesario detener el corazón durante un corto tiempo para operar la vena cava. Mientras el corazón está detenido, se utiliza un sistema de circulación extracorpórea para hacer circular la sangre por el cuerpo. Este es un procedimiento muy difícil y complejo. Solo debe hacerlo un equipo de expertos.

La nefrectomía radical se utiliza para tratar el cáncer de riñón cuando el tumor es grande o ha invadido el tejido cercano. Hay muchos factores que intervienen para decidir qué tipo de cirugía podría ser la mejor para su cáncer. Cada caso es diferente. Cada persona es diferente.

Con cualquier tipo de cirugía, existen riesgos. Algunos posibles efectos secundarios de la nefrectomía radical incluyen infección, sangrado, dolor y reducción de la función renal. Dado que se extirpa todo el riñón, existe un mayor riesgo de insuficiencia renal crónica (IRC). La IRC significa que el riñón restante no puede filtrar la sangre como debería. La función renal puede empeorar lentamente durante un largo periodo de tiempo.

Las personas con cáncer de riñón deben recibir tratamiento en centros oncológicos experimentados.

Nefrectomía citorreductora

La nefrectomía citorreductora es una cirugía para extirpar el tumor primario cuando se tiene cáncer de riñón metastásico. El cáncer metastásico se ha diseminado desde donde se formó por primera vez a otras partes del cuerpo.

La cirugía citorreductora suele usarse para prolongar la vida, reducir el dolor o mejorar la calidad de vida, pero no como una cura. En este tipo de procedimiento, se puede extirpar parte o la totalidad del riñón junto con el tumor primario. La extirpación del tumor primario puede mejorar la eficacia de otros tratamientos contra el cáncer y las metástasis restantes.

La nefrectomía citorreductora suele ir seguida de un tratamiento dirigido o inmunoterapia. También se puede considerar en casos únicos, por ejemplo, cuando las metástasis han respondido al tratamiento y hay un tumor primario grande. A veces, se denomina cirugía consolidativa. Es posible que también sea necesario extirpar el tumor si causa problemas de salud, como sangre en la orina o dolor intenso.

Cirugía citorreductora

La cirugía citorreductora reduce la extensión del cáncer en el cuerpo, llamada masa tumoral. En ocasiones, hay demasiadas metástasis en el cuerpo para eliminarlas mediante cirugía. La extirpación de algunas de las metástasis, junto con el tumor primario y parte o la totalidad del riñón, podría ayudar a reducir la masa tumoral.

Metastasectomía

Los nuevos tumores que se formaron lejos del tumor primario se llaman metástasis. Una metastasectomía es diferente de una mastectomía (cirugía para extirpar la mama). La metastasectomía es una cirugía para extirpar una o más metástasis. Es posible realizarla cuando el tumor primario se puede extirpar por completo y solo hay una metástasis.

No todas las metástasis se pueden extirpar mediante cirugía. La ubicación es un factor clave. La metastasectomía funciona mejor para las metástasis en el cerebro, los huesos o los pulmones.

Se puede realizar una metastasectomía al mismo tiempo que la cirugía para extirpar el tumor primario o se puede realizar durante otra operación. El tiempo necesario para la cirugía y la recuperación depende de muchos factores. Entre otros, se encuentran el tamaño y la ubicación de las metástasis.

Tratamiento para las oligometástasis

Las oligometástasis son un tipo de metástasis en la que las células cancerosas del tumor original (primario) viajan a través del cuerpo y forman una pequeña cantidad de tumores nuevos (tumores metastásicos) en otras partes del cuerpo. El tratamiento para las oligometástasis o la enfermedad oligometastásica incluye metastasectomía, radioterapia o ablación.

"El tratamiento del cáncer es un proceso. Sea tolerante con usted y viva un día a la vez. No deje de hacer las cosas que disfruta. Asegúrese de descansar también".

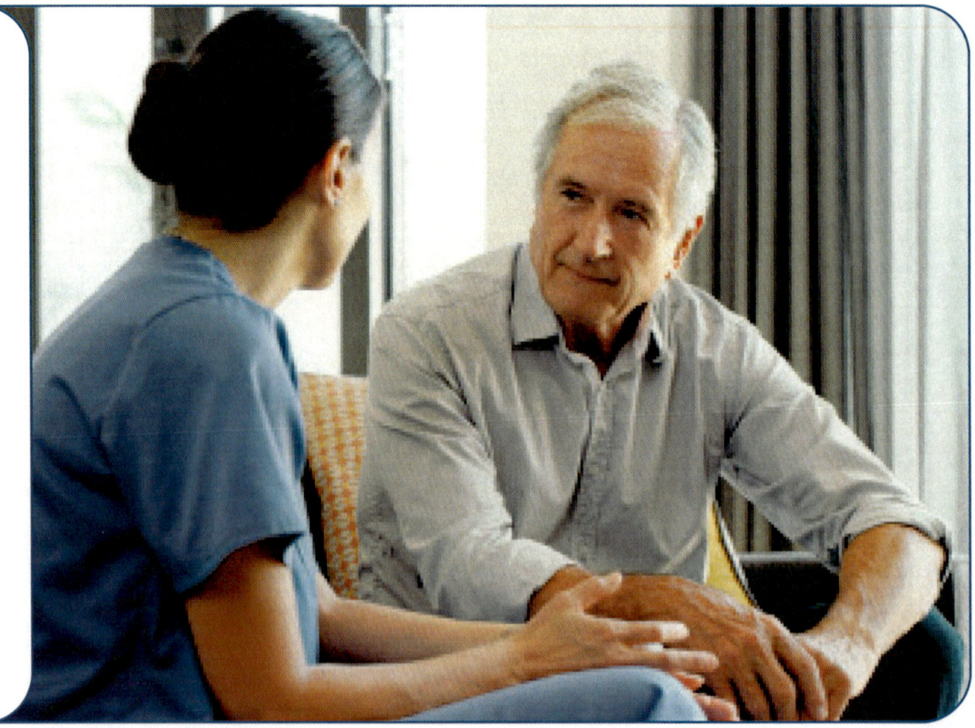

Radioterapia

La radioterapia utiliza rayos X de alta energía, fotones, electrones y otras fuentes para destruir las células cancerosas y reducir los tumores. Puede usarse como tratamiento ablativo en lugar de la cirugía o como tratamiento complementario o paliativo para ayudar a aliviar las molestias o el dolor provocado por el cáncer.

La **radioterapia corporal estereotáctica (RTCE)** trata el cáncer de riñón con una máquina que dirige la radiación hacia el tumor. El objetivo es eliminar o extirpar el tumor o la metástasis. La RTCE puede hacerse con fotones o protones. Con este método, recibirá de 1 a 5 tratamientos con radioterapia de alta dosis. La RTCE es muy precisa, lo que reduce la posibilidad de dañar los tejidos cercanos.

Tratamiento sistémico

El tratamiento sistémico es una terapia farmacológica que actúa en todo el cuerpo. Entre los distintos tipos, se encuentran el tratamiento dirigido, la inmunoterapia y la quimioterapia. La quimioterapia es muy eficaz para otros tipos de cáncer, pero casi nunca se utiliza para tratar el cáncer de riñón. Podría ser una alternativa para el tratamiento de algunas formas poco frecuentes de CCR de células no claras.

Los objetivos del tratamiento sistémico pueden ser curativos o paliativos y se deben analizar antes de comenzar el tratamiento. Sus deseos sobre el tratamiento son importantes. Comuníquelos en forma clara.

Todos los tratamientos sistémicos que se mencionan en esta guía están recomendados y son adecuados. Cuando resulta útil, los expertos de NCCN también asignan un nivel de preferencia a sus recomendaciones de tratamientos sistémicos:

- Los **tratamientos preferidos** son los que cuentan con más pruebas de que pueden funcionar mejor y pueden ser más seguros que otros.

Guía 3
Ejemplos de tratamiento sistémico (medicamentos enumerados en orden alfabético)

Ejemplos de tratamiento dirigido	• Axitinib (Inlyta) • Belzutifán (Welireg) • Bevacizumab (Avastin) o sustitutos de Bevacizumab (biosimilares) • Cabozantinib (Cabometyx) • Erlotinib (Tarceva)	• Everolimus (Afinitor) • Lenvatinib (Lenvima) • Pazopanib (Votrient) • Sirolimus (Rapamune) • Sunitinib (Sutent) • Tivozanib (Fotivda)
Ejemplos de inmunoterapia	• Avelumab (Bavencio) • Ipilimumab (Yervoy)	• Nivolumab (Opdivo) • Pembrolizumab (Keytruda)

- Los **otros tratamientos recomendados** pueden proporcionar resultados eficaces, pero puede haber menos pruebas, más efectos secundarios o es posible que no funcionen tan bien como los preferidos.
- **En algunos casos, hay tratamientos específicos** que funcionan mejor para individuos con determinadas características del cáncer o circunstancias de salud.

Para ver la lista general de los tratamientos sistémicos, consulte la **Guía 3**.

Tratamiento dirigido

El tratamiento dirigido afecta a una característica específica o única de las células cancerosas. Los tratamientos dirigidos buscan observar de qué manera las células cancerosas se desarrollan, se dividen y se mueven en el cuerpo. Estos medicamentos detienen o inhiben la acción de las moléculas que colaboran con el crecimiento y la supervivencia de las células cancerosas. El tratamiento dirigido se utiliza para tratar el cáncer de riñón en estadio 4 (con o sin metástasis) o el cáncer que ha reaparecido (recidivante).

En el cáncer de riñón, el tratamiento dirigido se utiliza de las siguientes maneras:

- Los **inhibidores de la angiogénesis** actúan sobre el crecimiento de los vasos sanguíneos bloqueando una proteína llamada factor de crecimiento endotelial vascular (FCEV) o los receptores de esta proteína llamados RFCEV.
- Los **inhibidores de HIF-2a** interfieren con la capacidad de la célula cancerosa para detectar oxígeno y responder a la baja cantidad de oxígeno (hipoxia).
- Los **inhibidores de la cinasa mTOR** actúan sobre el crecimiento de las células cancerosas.

Inhibidores de la angiogénesis

Las células de cáncer de riñón son muy buenas para conseguir que nuevos vasos sanguíneos crezcan en el tumor. Estas células liberan grandes cantidades de FCEV, que causa el crecimiento de nuevos vasos sanguíneos. Los inhibidores de la angiogénesis bloquean este crecimiento.

El bevacizumab es un inhibidor de la angiogénesis. Este medicamento impide que el FCEV envíe señales para la formación de nuevos vasos sanguíneos. Esto retarda o detiene el crecimiento de los vasos sanguíneos, y el tumor deja de recibir alimento. Aunque el bevacizumab se dirige a los vasos sanguíneos tumorales, también puede afectar a los vasos sanguíneos normales.

Se puede usar un biosimilar o un sustituto en vez del bevacizumab. Un biosimilar es una versión casi idéntica de un fármaco fabricado por otro laboratorio. Se usa de la misma manera y en la misma dosis que el bevacizumab. Pregunte a su equipo de atención por qué se podría elegir un tratamiento en lugar de otro. El motivo puede estar relacionado con mutaciones tumorales, el costo, la toxicidad o la disponibilidad. Sus deseos también son importantes.

Inhibidores de HIF-2a

Los factores inducibles por hipoxia (HIF) detectan y responden a niveles bajos de oxígeno en células normales y cancerosas. El belzutifán es un inhibidor de HIF-2α que interfiere con la capacidad de las células cancerosas para adaptarse a condiciones de poco oxígeno.

Inhibidores de la cinasa mTOR

mTOR es una proteína de las células que es importante para el crecimiento y la supervivencia de las células. Traslada sustancias químicas, llamadas fosfatos, de una molécula a otra. Al transferir los fosfatos, mTOR envía señales a las células, inclusive a las cancerosas, para que crezcan y se dividan. Un inhibidor de mTOR, como el everolimus y el sirolimus, bloquea esta señal y retrasa el crecimiento de los tumores renales.

Inhibidores de las tirosina cinasas

Los inhibidores de las tirosina cinasas (TKI) bloquean las señales que hacen que el cáncer de riñón crezca y se disemine. Hay muchos TKI que se utilizan para tratar el cáncer de riñón. Cada uno funciona de una manera ligeramente distinta para bloquear el crecimiento tumoral. Los TKI no eliminan el cáncer del cuerpo, sino que detienen el crecimiento de las células.

Muchos TKI are inhibidores de la angiogénesis. Algunos bloquean el FCEV, el RFCEV, o ambos.

Inmunoterapia

El sistema inmunitario tiene muchos interruptores de encendido y apagado. Los tumores se aprovechan de los interruptores de apagado. La inmunoterapia puede bloquear estos interruptores de apagado, lo que ayuda al sistema inmunitario a encenderse nuevamente.

Se utiliza para tratar el cáncer de riñón en estadio 4 (con o sin metástasis) o el cáncer que ha reaparecido (recidivante). A veces, se utiliza después de la cirugía para prevenir la reaparición del cáncer.

Inhibidores de los puntos de control inmunitario

El tratamiento con anticuerpos o los inhibidores de los puntos de control inmunitario se utilizan para ayudar al cuerpo a combatir el cáncer, las infecciones u otras enfermedades. Los anticuerpos son proteínas producidas por el sistema inmunitario que se unen a marcadores específicos de células o tejidos. Los anticuerpos monoclonales (AcM) son un tipo de anticuerpo producido en un laboratorio.

Hay cuatro AcM para inmunoterapia aprobados para tratar el cáncer de riñón. Estos incluyen avelumab, ipilimumab, nivolumab y pembrolizumab. Todos estos tratamientos bloquean los puntos de control inmunitario y se conocen como inhibidores de los puntos de control inmunitario.

Para obtener más información sobre los inhibidores de los puntos de control y los efectos secundarios de la inmunoterapia, consulte *NCCN Guidelines for Patients: Efectos secundarios de la inmunoterapia: Inhibidores de los puntos de control inmunitario* en NCCN.org/patientguidelines y en la aplicación NCCN Patient Guides for Cancer.

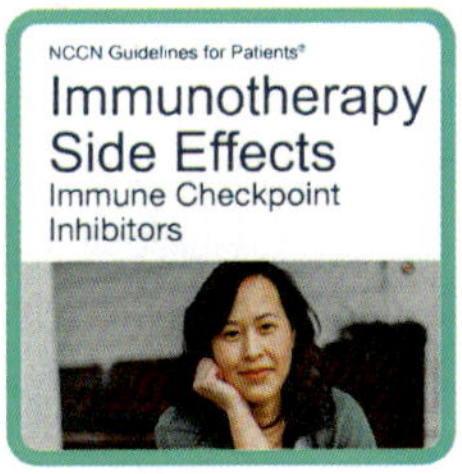

Ensayos clínicos

También podría recibir tratamiento mediante un ensayo clínico. Un ensayo clínico es un tipo de estudio de investigación médica. Después de desarrollar y analizar en un laboratorio nuevas formas posibles de tratar el cáncer, es necesario estudiarlas en las personas.

Si en un ensayo clínico se determina que un fármaco, un dispositivo o un método de tratamiento es seguro y eficaz, es posible que lo apruebe la FDA de Estados Unidos.

Todas las personas con cáncer deben considerar atentamente todas las opciones de tratamiento que existen para tratar su tipo de cáncer, incluidos los tratamientos habituales y los ensayos clínicos. Converse con su médico para evaluar si tiene sentido participar en un ensayo clínico.

Fases

La mayoría de los ensayos clínicos sobre el cáncer se centran en el tratamiento y se realizan por fases.

- En los ensayos de **fase 1**, se estudian la seguridad y los efectos secundarios de un fármaco en investigación o un método de tratamiento.
- En los ensayos de **fase 2**, se evalúa el grado en que un fármaco o método actúa contra un tipo de cáncer específico.
- En los ensayos de **fase 3**, se evalúa el fármaco o el método en comparación con el tratamiento habitual. Si los resultados son buenos, puede ser aprobado por la FDA.
- En los ensayos de **fase 4**, se estudian la seguridad y el beneficio de un tratamiento aprobado por la FDA.

Dónde buscar ensayos clínicos

En los Estados Unidos

Centros oncológicos de NCCN
NCCN.org/cancercenters

The National Cancer Institute (NCI)
cancer.gov/about-cancer/treatment/clinical-trials/search

En el mundo

The U.S. National Library of Medicine (NLM)
clinicaltrials.gov

¿Necesita ayuda para buscar un ensayo clínico?

Servicio de Información de Cáncer (Cancer Information Service, CIS) del NCI
+1 800.4.CANCER (+1 800.422.6237)
cancer.gov/contact

¿Quién puede inscribirse?

Depende de las normas del ensayo clínico, denominadas criterios de elegibilidad. Las normas pueden referirse a la edad, el tipo y el estadio del cáncer, los antecedentes de tratamiento o el estado de salud general. Estos garantizan que los participantes se asemejen en formas específicas y que el ensayo sea lo más seguro posible para los participantes.

Consentimiento informado

Un equipo de investigación administra los ensayos clínicos. Este grupo de expertos revisará el estudio con usted en detalle, incluidos el propósito, y los riesgos y beneficios de participar. Toda esta información también se proporciona en un formulario de consentimiento informado. Lea el formulario detenidamente y haga preguntas antes de firmarlo. Tómese el tiempo que necesite para conversar con personas de su confianza. Tenga en cuenta que puede dejar el ensayo clínico y recibir un tratamiento fuera del ensayo clínico en cualquier momento.

¿Recibiré un placebo?

Los placebos (versiones inactivas de medicamentos reales) casi nunca se usan solos en los ensayos clínicos sobre el cáncer. Es frecuente recibir un placebo con el tratamiento habitual o un medicamento nuevo con el tratamiento estándar. Antes de inscribirse, se le informará, verbalmente y por escrito, si el ensayo clínico tiene previsto el uso de un placebo.

¿Los ensayos clínicos son gratuitos?

No tiene que pagar nada para inscribirse en un ensayo clínico. El patrocinador del estudio paga los costos relacionados con la investigación, incluido el fármaco del estudio. Pero es posible que tenga que pagar otros servicios, como transporte o servicios de cuidado infantil, debido a las consultas adicionales. Durante el ensayo, continuará recibiendo la atención habitual contra el cáncer. Este tipo de atención a menudo está cubierta por el seguro.

Es importante informar a su equipo de atención médica sobre todos los efectos secundarios, incluso si presenta síntomas nuevos o si estos empeoran, para que se puedan controlar.

Tratamiento complementario

El tratamiento complementario es una parte importante de su atención oncológica. Tiene como objetivo mejorar su calidad de vida durante el tratamiento del cáncer y después de este. El tratamiento complementario es para todas las personas con cáncer y sus familias, no solo para las que se encuentran al final de la vida. También se conoce como cuidados paliativos.

El tratamiento complementario incluye una amplia variedad de servicios. Previene o maneja los síntomas del cáncer y los efectos secundarios del tratamiento del cáncer, como el dolor y la fatiga relacionada con la enfermedad. También aborda los problemas mentales, sociales, emocionales y espirituales a los que se enfrentan las personas con cáncer.

El tratamiento complementario proporciona ayuda con otras necesidades, como las siguientes:

- Toma de decisiones sobre el tratamiento
- Coordinación de la atención médica
- Pago de la atención médica
- Planificación anticipada de la atención y relacionada con el final de la vida

Lea más sobre los tipos de apoyo que puede recibir en *NCCN Guidelines for Patients: Cuidados paliativos* en NCCN.org/patientguidelines y en la aplicación NCCN Patient Guides for Cancer.

Efectos secundarios

El tratamiento del cáncer puede causar problemas de salud no deseados, llamados efectos secundarios. Algunos efectos secundarios pueden ser desagradables. Otros pueden ser perjudiciales para la salud. Los efectos secundarios dependen de muchos factores. Estos factores incluyen el tipo de medicamento y la dosis, la duración del tratamiento y la persona.

A continuación, se describen algunos posibles efectos secundarios del cáncer de riñón y su tratamiento. Se enumeran en orden alfabético, pero no en orden de importancia.

Salud ósea

El cáncer de riñón puede extenderse a los huesos. Estos corren mayor riesgo de sufrir lesiones y enfermedades. Dichos problemas incluyen fracturas óseas, dolor de huesos y opresión (compresión) de la médula espinal. También pueden producirse niveles elevados de calcio en la sangre, denominado hipercalcemia.

Puede recibir medicamentos para aliviar el dolor de huesos y tratar la baja densidad ósea. Algunos medicamentos actúan retardando o deteniendo la degradación ósea, mientras que otros ayudan a aumentar su espesor. Se recomienda tomar calcio y vitamina D con estos medicamentos para los huesos. Hable con su equipo de atención antes de tomar suplementos, vitaminas o medicamentos de venta libre.

Metástasis óseas

Las metástasis óseas se pueden tratar con radioterapia paliativa. También pueden administrarse medicamentos para mejorar la salud ósea y prevenir las fracturas de huesos.

Malestar emocional

La depresión, la ansiedad y los problemas para dormir son frecuentes durante el diagnóstico y el tratamiento del cáncer. Hable con su equipo de atención médica y con aquellas personas con quienes se encuentre a gusto sobre cómo se siente. Cuenta con servicios de apoyo y asesoramiento disponibles.

Recursos sobre el tratamiento complementario

Puede encontrar más información sobre el tratamiento complementario en NCCN.org/patientguidelines y en la aplicación NCCN Patient Guides for Cancer.

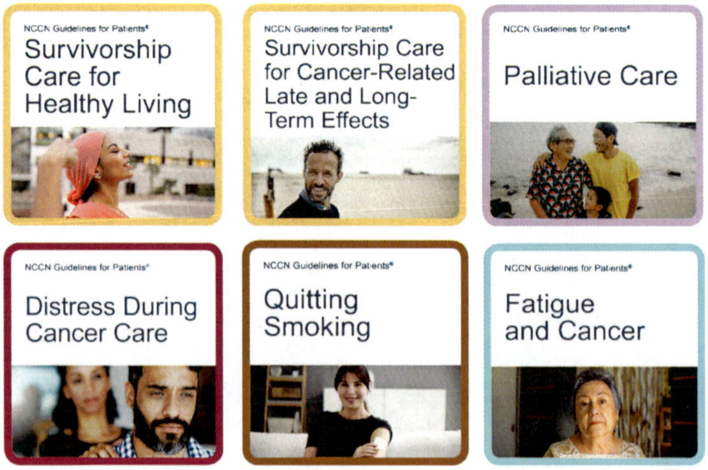

Fatiga

La fatiga es un estado de cansancio físico o mental que se siente como falta de energía, motivación o resistencia. Puede ser provocada por el cáncer o puede ser un efecto secundario del tratamiento. Hágale saber a su equipo de atención médica cómo se siente y si la fatiga le impide hacer las cosas que disfruta. Cumplir con una dieta equilibrada, hacer ejercicio, yoga, acupuntura y recibir masajes puede ayudar. Es posible que se solicite una derivación a un nutricionista o dietista para que le brinde ayuda con la fatiga.

Inapetencia

Algunos efectos secundarios del cáncer o su tratamiento y el estrés de tener cáncer pueden causar que no tenga apetito o sienta malestar estomacal (náuseas). Es posible que también tenga la boca dolorida o dificultades para tragar.

Comer de forma saludable es importante durante el tratamiento. Incluye consumir una dieta equilibrada, ingerir la cantidad adecuada de comida y beber una cantidad suficiente de líquidos. Un nutricionista matriculado que sea experto en nutrición y alimentos puede ayudar. Hable con su equipo de atención médica si tiene problemas para comer o mantener el peso.

Dolor

Informe a su equipo de atención médica si sufre dolores o molestias. Es posible que se reúna con un especialista en cuidados paliativos o con un especialista en dolor para controlarlo. Algunas personas pueden beneficiarse de la radioterapia paliativa o tratamiento de ablación para aliviar el dolor causado por el tumor. Durante este tratamiento, se enfoca un haz de radiación sobre el tumor.

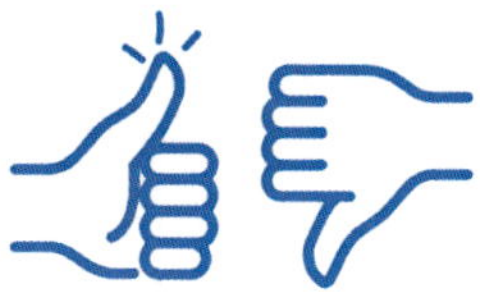

¡Cuéntenos qué opina!

Tómese un momento para completar una encuesta en línea sobre NCCN Guidelines for Patients.

NCCN.org/patients/response

Puntos clave

- Un tumor resecable se puede extirpar con cirugía. Un tumor irresecable no se puede extirpar con cirugía. Con frecuencia, la cirugía es el tratamiento principal o primario para el cáncer de riñón.
- La ablación es un tipo de tratamiento que utiliza frío o calor extremos, ondas de radio, microondas o sustancias químicas para destruir las células cancerosas.
- El tratamiento sistémico (farmacológico) actúa en todo el cuerpo. Incluye el tratamiento dirigido, la inmunoterapia y la quimioterapia. La quimioterapia casi nunca se utiliza para tratar el cáncer de riñón.
- La radioterapia utiliza rayos X de alta energía, protones, fotones y otras fuentes para destruir las células cancerosas y reducir los tumores.
- Un ensayo clínico es un tipo de investigación que estudia un tratamiento para determinar qué tan seguro es y qué tan bien funciona.
- El tratamiento complementario es atención médica que alivia los síntomas causados por el cáncer o su tratamiento y mejora la calidad de vida.
- Los tratamientos del cáncer pueden causar problemas de salud no deseados, llamados efectos secundarios. Es importante que le informe a su equipo de atención médica sobre todos sus efectos secundarios para que se puedan controlar.

Preguntas para hacer

- ¿Cuál es su experiencia en el tratamiento del cáncer de riñón?
- ¿Qué tratamientos recomienda y por qué?
- ¿Cuánto tiempo tomará el tratamiento?
- ¿Qué efectos secundarios podría sufrir con el tratamiento?
- ¿Existen opciones de ensayos clínicos para mí?

¿Cuál es el siguiente paso?

Ahora que ha leído sobre los diferentes tipos de tratamiento y qué esperar, en el siguiente capítulo se explican las opciones de tratamiento recomendadas para el cáncer de riñón en estadios 1, 2 y 3.

5

Cáncer de riñón en estadios 1, 2 y 3

El cáncer de riñón confinado a este órgano se suele tratar con cirugía. Según el estadio del cáncer, se puede utilizar seguimiento activo o ablación. Después del tratamiento, recibirá la atención de seguimiento.

El cáncer de riñón localizado puede estar en estadios 1, 2 o 3. El cáncer de riñón localizado es un tipo de cáncer que solo se encuentra en el riñón. Normalmente, el cáncer de riñón localizado se trata con cirugía.

- **En la nefrectomía parcial**, se extirpa el tumor y el tejido que lo rodea y se deja un riñón que sigue funcionando.
- **En la nefrectomía radical**, se extirpa el tumor con todo el riñón y el tejido graso que rodea a este órgano. También se retirarán la glándula suprarrenal y los ganglios linfáticos cercanos.

Según el estadio del cáncer, se puede utilizar seguimiento activo, ablación o radioterapia. Después del tratamiento, recibirá la atención de seguimiento. El plan de seguimiento se basará en su situación. En la **Guía 4**, puede encontrar una lista de las opciones de tratamiento para los estadios 1, 2 y 3.

Cáncer de riñón en estadio 1 (T1a)

En el cáncer de riñón en estadio 1 (T1a), el tumor mide 4 cm o menos y se encuentra solo en el riñón. La nefrectomía parcial es la opción de tratamiento preferida. La ablación, la radioterapia y el seguimiento activo también son opciones posibles. La nefrectomía radical se utiliza solo en algunos casos. Después del tratamiento con cirugía, ablación o radioterapia, le harán pruebas para detectar si hay nuevos tumores o si ha reaparecido el cáncer.

Durante el seguimiento activo

Las personas con tumores de menos de 2 cm son candidatos ideales para el seguimiento activo debido a la baja probabilidad de que el tumor se disemine durante el período de observación. También puede ser una buena opción para tumores más pequeños que son principalmente quísticos (llenos de líquido).

El seguimiento activo incluye:

- Examen físico y anamnesis todos los años.
- Análisis de sangre y orina, según sea necesario.
- TC o RM abdominal con y sin medio de contraste a los 6 meses de iniciado el período de seguimiento. Luego, TC, RM o ecografía al menos una vez al año.
- Una TC o radiografía de tórax anual según sea necesario para controlar que no haya metástasis pulmonares.
- Otras pruebas según sea necesario en función de los síntomas, efectos secundarios y otros problemas de salud.

El seguimiento activo suele llamarse observación y espera. Es probable que inicie el tratamiento si el tumor crece o cambia.

Cáncer de riñón en estadio 1 (T1b)

En el cáncer de riñón en estadio 1b, el tumor mide más de 4 cm, pero menos de 7 cm y se encuentra solo en el riñón. Las alternativas de tratamiento incluyen la nefrectomía parcial, la nefrectomía radical o la radioterapia. El seguimiento activo o ablación podrían ser una opción en determinados casos. Después del tratamiento, entrará en un período de vigilancia.

Cáncer de riñón en estadio 2

En el cáncer en estadio 2, el tumor mide más de 7 cm y se encuentra solo en el riñón.
El tratamiento es la nefrectomía radical o parcial. En algunos pacientes, la radioterapia también puede ser una opción. El tratamiento después de la cirugía o la radioterapia puede incluir vigilanciao pembrolizumab.

Guía 4
Opciones de tratamiento primario de acuerdo con el estadio del cáncer (en orden de preferencia)

Estadio 1 (T1a)	• Nefrectomía parcial (preferido) • Ablación • Radioterapia corporal estereotáctica • Seguimiento activo • Nefrectomía radical (en algunos casos)	→	Seguido por vigilancia
Estadio 1 (T1b)	• Nefrectomía parcial • Nefrectomía radical • Seguimiento activo (en algunos casos) • Ablación (en algunos casos) • Radioterapia corporal estereotáctica	→	Seguido por vigilancia
Estadio 2	• Nefrectomía parcial • Nefrectomía radical • Radioterapia corporal estereotáctica (en algunos casos)	→	Seguido por • Vigilancia • Pembrolizumab (para tumores de células claras de grado 4 con o sin características sarcomatoides)
Estadio 3	• Nefrectomía radical • Nefrectomía parcial, según sea necesario	→	Seguido por • Si es de células claras, pembrolizumab o vigilancia • Si es de células no claras, vigilancia o ensayo clínico

Cáncer de riñón en estadio 3

En el cáncer de riñón en estadio 3, el tumor se ha extendido fuera del riñón a las venas y tejidos cercanos, pero no se ha diseminado a la glándula suprarrenal o más allá de la fascia de Gerota. El cáncer no se ha diseminado a sitios distantes. El cáncer de riñón en estadio 3 se trata con nefrectomía radical. La nefrectomía parcial o la radioterapia podrían ser una opción en determinados casos. El tratamiento después de la cirugía puede incluir pembrolizumab, vigilancia o un ensayo clínico.

Atención de seguimiento

Después del tratamiento, recibirá la atención de seguimiento, también llamada vigilancia. La atención de seguimiento incluye exámenes físicos periódicos, anamnesis, análisis de sangre y orina, y estudios de diagnóstico por imágenes. Se pueden indicar otras pruebas si tiene síntomas o según sea necesario. Las personas con CCR hereditario probablemente necesitarán atención de seguimiento de por vida. Puede encontrar más información sobre el CCR hereditario en el *Capítulo 7: CCR hereditario.*

Después de 5 años

La atención de seguimiento a largo plazo incluirá examen físico y anamnesis. Se pueden indicar otras pruebas, como estudios de diagnóstico por imágenes y análisis de sangre y orina si tiene algún síntoma. El objetivo de la atención es controlar la función renal y vigilar la reaparición del cáncer o la enfermedad metastásica.

El seguimiento activo ocurre antes del tratamiento.

La vigilancia o seguimiento ocurre después del tratamiento.

“¡Usted puede con esto! Sanar puede llevar mucho tiempo, así que tenga paciencia y viva un día a la vez. Puede acceder a muchos recursos y sobrevivientes. Simplemente contáctenos cuando lo desee. Yo no era una persona a la que le gustaran los grupos, pero las conversaciones grupales o individuales me resultaron muy beneficiosas”.

Puntos clave

- En el cáncer de riñón en estadio 1a, el tumor mide 4 cm o menos y se encuentra solo en el riñón.
- En el cáncer de riñón en estadio 1b, el tumor mide más de 4 cm, pero menos de 7 cm y se encuentra solo en el riñón.
- En el cáncer de riñón en estadio 2, el tumor mide más de 7 cm y se encuentra solo en el riñón. En el estadio 2A, el tumor mide de 7 a 10 cm de diámetro. En el estadio 2B, el tumor mide más de 10 cm.
- En el cáncer de riñón en estadio 3, el tumor se ha extendido fuera del riñón a las venas y tejidos cercanos, pero no se ha diseminado a la glándula suprarrenal o más allá de la fascia de Gerota. El cáncer no se ha diseminado a sitios distantes.
- Para el CCR de alto grado en estadio 2 o el CCR en estadio 3, se administrará tratamiento después de la cirugía.
- La atención de seguimiento incluirá examen físico y anamnesis, junto con estudios de diagnóstico por imágenes y análisis de sangre y orina. El objetivo de la atención de seguimiento es controlar la función renal y vigilar la reaparición del cáncer o la enfermedad metastásica. Las personas con CCR hereditario probablemente necesitarán atención de seguimiento de por vida.

Preguntas para hacer

- ¿En qué estadio se encuentra mi cáncer de riñón?
- ¿Qué tratamiento recomienda y por qué?
- ¿Cómo puedo prepararme para el tratamiento?
- ¿Me operarán? Si lo hacen, ¿qué se extirpará durante la cirugía?
- ¿Cuánto tiempo me tomará recuperarme de la cirugía?

¿Cuál es el siguiente paso?

En el siguiente capítulo, se explican las opciones de tratamiento recomendadas para el cáncer de riñón en estadio 4 y para el cáncer de riñón que ha reaparecido o avanzado.

6

Cáncer de riñón en estadio 4 y recidiva

En este capítulo, se explican las opciones de tratamiento para el cáncer de riñón en estadio 4 y para el cáncer de riñón que ha reaparecido o avanzado. En la enfermedad metastásica, el cáncer de riñón se ha extendido a partes distantes del cuerpo. No todos los tumores de riñón en estadio 4 son metastásicos. El cáncer de riñón en estadio 4 no metastásico se llama carcinoma de células renales avanzado.

Cáncer de riñón en estadio 4

En el cáncer de riñón en estadio 4, el tumor se ha extendido fuera del riñón y la fascia de Gerota o se ha diseminado a un lugar distante. El cáncer de riñón que se ha extendido a un lugar distante se llama carcinoma de células renales (CCR) metastásico. No todos los tumores de riñón en estadio 4 son metastásicos. El cáncer de riñón en estadio 4 no metastásico se llama CCR avanzado.

El tratamiento para el cáncer de riñón en estadio 4 se basa en los síntomas. Si hay metástasis, el tratamiento se basará en la cantidad y ubicación de las metástasis. Puede tomarse una muestra para biopsia de una o más de estas metástasis.

Cirugía

Si la cirugía es una opción, es posible que se realice una nefrectomía seguida de pembrolizumab o vigilancia. El ensayo clínico es una opción para el CCR de células no claras.

Para la enfermedad metastásica, es posible que se realice una nefrectomía citorreductora. En la nefrectomía citorreductora, se extirpa todo o parte del riñón con el tumor. Cuando hay muchas metástasis, no siempre es posible extirparlas todas. La extirpación del tumor primario puede mejorar la eficacia de otros tratamientos contra el cáncer restante y las metástasis.
La nefrectomía citorreductora suele ir seguida de un tratamiento dirigido o inmunoterapia.
Las opciones de tratamiento sistémico son las mismas que las que se usan para tratar la recidiva del cáncer de riñón y se incluyen en las siguientes secciones.

"Solo busque la felicidad y rodéese de buenos amigos y familiares. Tenga optimismo. Escuche las historias de otras personas. Recurra a grupos de apoyo. Es un recorrido y solo hay que mantener la fe y la esperanza: esa es la parte más importante".

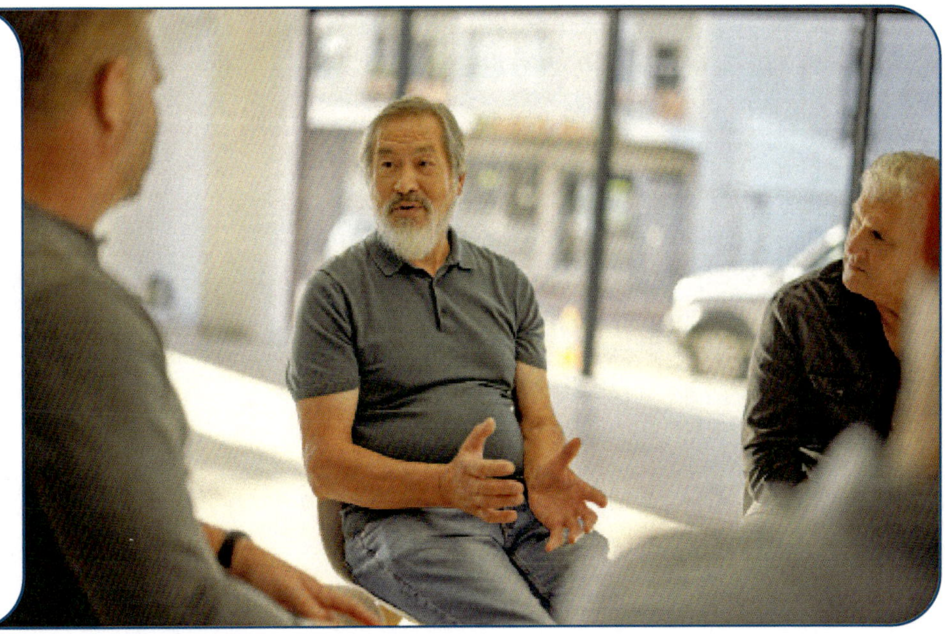

Las opciones de tratamiento se basan en si el cáncer es CCR de células claras o no claras.

Tratamiento sistémico

Si no se sometió a una cirugía, se tomará una muestra del tumor (biopsia) y se analizará para determinar si el cáncer es un subtipo de células claras o no claras. El subtipo afecta las opciones de tratamiento sistémico, que se pueden encontrar en la siguiente sección sobre *Recidiva del cáncer de riñón.*

Recidiva del cáncer de riñón

Recurrencia o recidiva es la reaparición del cáncer. Antes de empezar el tratamiento, se analizará una muestra del tumor (biopsia) para determinar si el cáncer es un subtipo de células claras o no claras. Cuando las células de cáncer de riñón forman nuevos tumores en otras partes del cuerpo, se denomina cáncer metastásico. Puede tomarse una muestra para biopsia de una o más de estas metástasis.

Las opciones de tratamiento sistémico se basan en sus factores de riesgo, en si ha recibido algún tratamiento sistémico después de la cirugía y en su tipo de CCR. Los factores de riesgo pronósticos ayudan a estimar las posibilidades de que reaparezca el cáncer después del tratamiento y la supervivencia. Estos factores de riesgo incluyen el estado funcional general (nivel de actividad), los resultados del hemograma y el tiempo transcurrido desde la cirugía primaria hasta la enfermedad metastásica.

- Si una persona con CCR metastásico no tiene factores de riesgo, se considera que tiene riesgo bajo.
- Si una persona tiene de 1 a 2 factores de riesgo, se considera de riesgo intermedio.
- Las personas con 3 o más factores de riesgo se consideran de riesgo alto.
- A continuación, se explican las opciones de tratamiento si el cáncer de riñón reaparece.

CCR de células claras

Estas son las opciones de tratamiento para el CCR de células claras que ha reaparecido:

- Ensayo clínico.
- Tratamiento sistémico de primera línea.
- Para la enfermedad oligometastásica, metastasectomía, radioterapia corporal estereotáctica (RTCE) o ablación.
- Metastasectomía con resección completa del cáncer, seguida de pembrolizumab adyuvante dentro del año siguiente a la nefrectomía y el mejor tratamiento complementario.

Los tratamientos de primera línea son los tratamientos sistémicos iniciales que se administran para el CCR metastásico.
Las opciones se basan en si ha recibido algún tratamiento sistémico antes y en su salud general, incluidas otras afecciones médicas y factores de riesgo pronósticos. En la **Guía 5**, se pueden encontrar las opciones de tratamiento sistémico de primera línea para el CCR de células claras.

CCR de células no claras

Estas son las opciones de tratamiento para el CCR de células no claras que ha reaparecido:

- Ensayo clínico (preferido)
- Tratamiento sistémico
- Para la enfermedad oligometastásica, metastasectomía, RTCE o ablación
- Mejor tratamiento complementario

El mejor tratamiento complementario se utiliza para aliviar los síntomas causados por el cáncer o su tratamiento y mejorar la calidad de vida.

Guía 5
Opciones de tratamiento sistémico de primera línea: CCR de células claras

Tratamientos preferidos	Riesgo bajo: • Axitinib más pembrolizumab • Cabozantinib más nivolumab • Ipilimumab más nivolumab • Lenvatinib más pembrolizumab	Riesgo intermedio o alto: • Axitinib más pembrolizumab • Cabozantinib más nivolumab • Ipilimumab más nivolumab • Lenvatinib más pembrolizumab • Cabozantinib
Otros tratamientos recomendados	Riesgo bajo: • Axitinib más avelumab • Pazopanib • Sunitinib • Cabozantinib	Riesgo intermedio o alto: • Axitinib más avelumab • Pazopanib • Sunitinib
Tratamientos utilizados en determinados casos	Riesgo bajo: • Seguimiento activo • Axitinib	Riesgo intermedio o alto: • Axitinib

En la **Guía 6**, se pueden encontrar las opciones de tratamiento sistémico de primera línea para el CCR de células no claras.

Atención de seguimiento

Después del tratamiento para el cáncer de riñón en estadio 4 o la recidiva, recibirá la atención de seguimiento a fin de controlar su salud. La atención de seguimiento incluirá análisis de sangre y estudios de diagnóstico por imágenes. Se basará en su tratamiento, efectos secundarios, problemas de salud, síntomas y subtipo de cáncer de riñón.

Primero, se le realizará unos estudios de diagnóstico por imágenes iniciales. Una prueba inicial es el punto de partida con el que se comparan las pruebas futuras. Después de realizar la prueba inicial, los estudios de diagnóstico por imágenes continuos se utilizan para mostrar si el cáncer crece o se reduce con el tiempo.

Progresión de la enfermedad

Cuando el cáncer crece o se disemina, se llama progresión del cáncer. Cuando el tratamiento sistémico de primera línea no detiene el crecimiento o la diseminación del cáncer, podrían administrarse más líneas de tratamiento. El tratamiento se basa en el tipo de tratamiento sistémico que ha recibido antes y en su salud general, incluidas otras afecciones médicas.

Estas son las opciones de tratamiento para el cáncer de riñón que ha progresado:

- Ensayo clínico (preferido)
- Tratamiento sistémico de segunda línea
- Para la enfermedad oligometastásica, metastasectomía, RTCE o ablación
- Mejor tratamiento complementario

Guía 6
Opciones de tratamiento sistémico: CCR de células no claras

Tratamientos preferidos	• Ensayo clínico • Cabozantinib	• Cabozantinib más nivolumab • Lenvatinib más pembrolizumab
Otros tratamientos recomendados	• Erlotinib más bevacizumab para algunas personas con CCR papilar avanzado, incluido el CCR asociado a leiomiomatosis hereditaria y cáncer de células renales (LHCCR)	• Everolimus, lenvatinib • Nivolumab • Pembrolizumab • Sunitinib
Tratamientos utilizados en determinados casos	• Axitinib • Everolimus más bevacizumab	• Everolimus • Ipilimumab más nivolumab

El tratamiento complementario se administra para aliviar los síntomas de cáncer o los efectos secundarios del tratamiento del cáncer. El mejor tratamiento complementario procura mejorar la calidad de vida y aliviar las molestias que pueda tener. Puede incluir cirugía, tratamientos sistémicos o de otro tipo. La radioterapia se puede utilizar para aliviar el dolor del cáncer que se ha diseminado a los huesos o el cerebro.

Los fármacos que fortalecen los huesos también pueden aliviar el dolor y otros problemas causados por las metástasis óseas.

CCR de células claras

Los tratamientos de segunda línea o posteriores son los que se administran después de los tratamientos de primera línea. Recibirá un tratamiento farmacológico distinto al anterior.

En la **Guía 7**, se pueden encontrar las opciones de tratamiento sistémico de segunda línea para el CCR de células claras que presenta progresión.

CCR de células no claras

En la **Guía 6**, se pueden encontrar las opciones de tratamiento sistémico de segunda línea para el CCR de células no claras que presenta progresión.

Guía 7
Opciones de tratamiento sistémico de segunda línea: CCR de células claras

Tratamientos recomendados	Sin inmunoterapia previa: • Axitinib más pembrolizumab • Cabozantinib • Cabozantinib más nivolumab • Everolimus, lenvatinib • Ipilimumab más nivolumab • Lenvatinib más pembrolizumab • Nivolumab	Inmunoterapia previa: • Axitinib • Belzutifán • Cabozantinib • Everolimus, lenvatinib • Tivozanib
Tratamientos utilizados en determinados casos	Sin inmunoterapia previa: • Axitinib • Everolimus • Lenvatinib • Pazopanib • Sunitinib • Tivozanib • Belzutifán • Bevacizumab	Inmunoterapia previa: • Everolimus • Ipilimumab más nivolumab • Lenvatinib • Pazopanib • Sunitinib • Axitinib más pembrolizumab • Bevacizumab • Cabozantinib más nivolumab • Lenvatinib más pembrolizumab

Puntos clave

- En el cáncer de riñón en estadio 4, el tumor se ha extendido fuera del riñón y la fascia de Gerota o se ha diseminado a un lugar distante.
- El cáncer de riñón que se ha extendido a un lugar distante se llama CCR metastásico. No todo cáncer de riñón en estadio 4 es metastásico. El cáncer de riñón en estadio 4 no metastásico se llama CCR avanzado.
- El tratamiento para el cáncer de riñón en estadio 4 se basa en los síntomas y en el subtipo celular (células claras o no claras). Si hay metástasis, el tratamiento se basará en la cantidad y ubicación de las metástasis.
- Las pruebas de seguimiento se realizan para detectar si hay recidiva o progresión del cáncer de riñón.
- Los factores de riesgo pronósticos ayudan a estimar el riesgo de recurrencia y supervivencia del cáncer. Estos factores incluyen el estado funcional general (nivel de actividad), los resultados del hemograma y el tiempo transcurrido desde la cirugía primaria hasta la enfermedad metastásica.
- El tratamiento complementario se administra para aliviar los síntomas de cáncer o los efectos secundarios del tratamiento del cáncer.
- El mejor tratamiento complementario procura mejorar la calidad de vida y aliviar las molestias que pueda tener. Puede incluir radioterapia, cirugía, tratamientos sistémicos o de otro tipo.

Preguntas para hacer

- ¿Qué tratamiento recomienda y por qué?
- ¿El orden de tratamiento es importante?
- ¿Cuánto tiempo tomará el tratamiento?
- ¿Qué puedo esperar del tratamiento?
- ¿Existen opciones de ensayos clínicos para mí?

¿Cuál es el siguiente paso?
En el próximo capítulo, aprenderá sobre varias afecciones hereditarias que pueden aumentar el riesgo de padecer cáncer de riñón. En conjunto, estas afecciones se llaman carcinoma de células renales hereditario.

7
CCR hereditario

Determinadas afecciones genéticas transmitidas de padres a hijos biológicos pueden aumentar el riesgo de padecer cáncer de riñón. El carcinoma de células renales hereditario (CCRH) es un cáncer de riñón causado por un síndrome hereditario. La mayoría de las personas con CCRH confirmado se tratan con cirugía conservadora de nefronas. Otras opciones pueden incluir ablación o tratamiento sistémico, según el tipo de CCRH.

Estos son los tipos de síndrome de CCRH:

- Enfermedad de Von Hippel-Lindau (VHL)
- Carcinoma renal papilar hereditario (CRPH)
- Síndrome de Birt-Hogg-Dubé (SBHD)
- Complejo de esclerosis tuberosa (CET)
- Leiomiomatosis hereditaria y cáncer de células renales (LHCCR)
- Síndrome de predisposición tumoral *BAP1* (*BAP1*-TPDS)
- Síndrome de paraganglioma/feocromocitoma hereditario (PGL/PCC)

Descripción general del CCRH

El cáncer de riñón suele ocurrir por razones desconocidas. Algunas personas tienen afecciones genéticas que aumentan el riesgo de padecer cáncer de riñón. Estas afecciones se llaman síndromes del carcinoma de células renales hereditario (CCRH) y se pueden transmitir de padres a hijos biológicos.

"Este recorrido me abrió los ojos y cambió mi manera de ver la vida, la resistencia y la comunidad. Si está librando su propia batalla, sepa esto: no tiene que hacerlo en soledad".

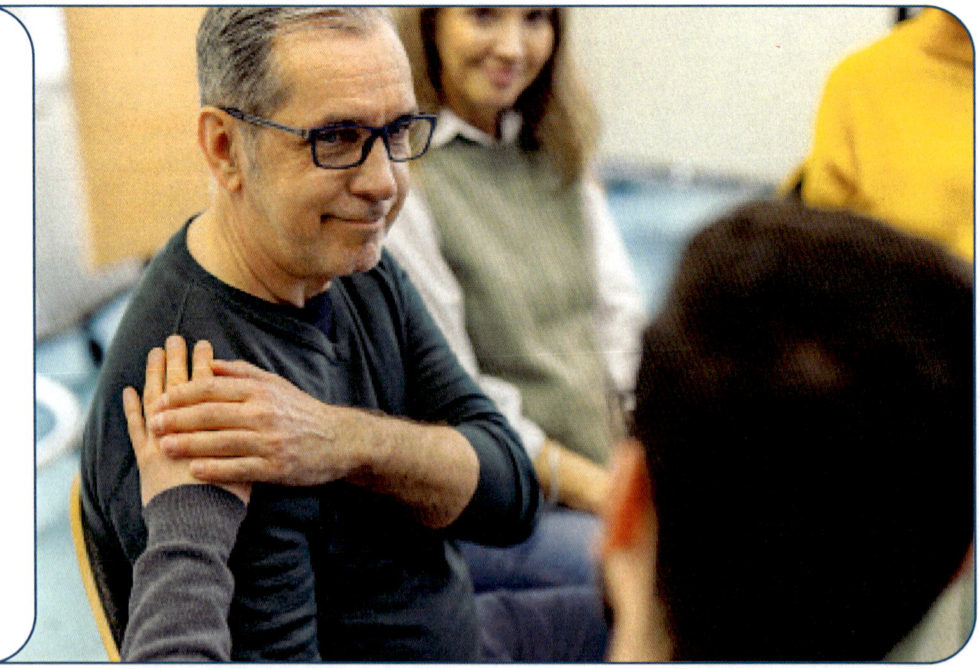

El CCRH es el resultado de mutaciones del ADN que se transmiten de los padres a los hijos biológicos. Las personas con CCRH tienen un riesgo mayor de padecer cáncer de riñón y, posiblemente, otros tipos de cáncer no relacionados con el riñón. El CCRH representa solo una pequeña parte de los casos de cáncer de riñón. Las personas con CCR hereditario tratadas por cáncer de riñón probablemente necesitarán atención de seguimiento de por vida.

Consulte más información sobre el CCRH en la **Guía 8**.

Guía 8
Tipos de síndromes de CCR hereditario

Nombre del síndrome	Mutación genética	Tipo de CCR
Enfermedad de Von Hippel-Lindau (VHL)	Gen *VHL*	Células claras
Carcinoma renal papilar hereditario (CRPH)	Gen *MET*	Papilar
Síndrome de Birt-Hogg-Dubé (SBHD)	Gen *FLCN*	Cromofobia, tumores oncocíticos híbridos, células claras, oncocitomas, angiomiolipomas, CCR papilar
Complejo de esclerosis tuberosa (CET)	Genes *TSC1* y *TSC2*	Angiomiolipoma (y otros PEComas), quistes renales, CCR sólido y quístico eosinofílico, CCR con estroma fibromiomatoso, tumor vacuolado eosinofílico, tumor oncocítico de bajo grado, células claras
Leiomiomatosis hereditaria y cáncer de células renales (LHCCR)	Gen *FH*	CCR asociado con LHCCR o CCR con deficiencia de FH
Síndrome de predisposición tumoral *BAP1* (*BAP1*-TPDS)	Gen *BAP1*	Células claras
Síndrome de paraganglioma/feocromocitoma hereditario (PGL/PCC)	Genes *SDHA*, *SDHB*, *SDHC* y *SDHD*	CCR con deficiencia de SDH

Pruebas de detección para el CCRH

Las pruebas de detección son una forma de controlar a las personas con CCRH para detectar signos de tumores y cáncer de riñón. Se realizarán estudios de diagnóstico por imágenes (RM o TC) de los riñones de manera periódica en personas que tengan diagnóstico confirmado de CCRH pero que no tienen cáncer de riñón. Se prefiere una RM del abdomen.

Puede involucrarse a distintos especialistas en la etapa de pruebas de detección según su tipo de CCRH. Si se encuentran tumores en los estudios de diagnóstico por imágenes, se realizarán este tipo de pruebas con más frecuencia en función de la tasa de crecimiento y el tamaño del tumor o tumores. Si está planeando quedar embarazada, debería considerar hacerse estudios de diagnóstico por imágenes renales antes del embarazo.

Guía 9
Plazos para las pruebas de detección del CCR hereditario y posibles especialistas involucrados

Síndrome	Pruebas de detección recomendadas	Otros especialistas involucrados
***BAP1*-TPDS**	TC o RM (preferido) de abdomen cada 2 años, a partir de los 30 años.	• Neurocirugía • Oftalmología • Audiología • Endocrinología • Cirugía endocrina
SBHD	TC o RM (preferido) de abdomen cada 3 años, a partir de los 20 años.	• Nefrología
LHCCR	TC o RM (preferido) de abdomen cada año, a partir de los 8 a 10 años.	• Neumología • Dermatología
CRPH	TC o RM (preferido) de abdomen cada 1 a 2 años, a partir de los 30 años.	• Neurología • Dermatología
PGL/PCC	TC o RM (preferido) de abdomen cada 2 años, a partir de los 12 años.	• Ginecología • Dermatología
CET	TC o RM (preferido) de abdomen cada 1 a 3 años, a partir de los 12 años.	• Dermatología • Oftalmología • Oncología torácica
Enfermedad de VHL	RM de abdomen (preferido) o TC de riñones, páncreas y glándulas suprarrenales cada 2 años, a partir de los 15 años.	• Endocrino • Cirugía endocrina

En la **Guía 9**, puede encontrar los plazos recomendados para las pruebas de detección según la edad.

Tratamiento para el CCRH

La mayor parte de las personas con CCRH confirmado que tienen cáncer de riñón se tratan con cirugía conservadora de nefronas (nefrectomía parcial). Otras opciones pueden incluir ablación o tratamiento sistémico, según el tipo de CCRH. Si es posible, acuda a un médico u hospital con experiencia en su tipo de CCRH para el tratamiento. Después del tratamiento, es probable que necesite atención de seguimiento de por vida.

Los siguientes síndromes de CCRH aparecen en orden alfabético.

BAP1-TPDS

El síndrome de predisposición tumoral *BAP1* (*BAP1*-TPDS) está causado por mutaciones del gen *BAP1* y se asocia con mayores riesgos de melanoma uveal (ojo) y cutáneo, mesotelioma y CCR. Las personas que tienen tumores malignos incipientes sin características agresivas deben someterse a cirugía. Se puede considerar una nefrectomía parcial. En caso de tener tumores más grandes y tumores con características agresivas (como de alto grado o sarcomatoides), se debe considerar la nefrectomía radical.

Síndrome de Birt-Hogg-Dubé

El síndrome de Birt-Hogg-Dubé (SBHD) se asocia con múltiples tumores de piel no cancerosos (benignos), quistes pulmonares y un mayor riesgo de lesiones renales (quistes, tumores benignos y cáncer de riñón). Cuando es posible, la nefrectomía parcial es el tratamiento de elección para los tumores renales. Una persona puede tener múltiples tumores durante su vida y, por lo tanto, es posible que deba someterse a más de una cirugía. Esto se tendrá en cuenta. La ablación puede ser una opción si la cirugía no es posible o no es la mejor alternativa para su situación.

Leiomiomatosis hereditaria y CCR

La leiomiomatosis hereditaria y el cáncer de células renales (LHCCR) aumentan el riesgo de padecer múltiples tumores de músculo liso (leiomiomas) en la piel y el útero (fibromas), así como una forma agresiva de cáncer de riñón papilar. Dado que los tumores de LHCCR pueden ser agresivos, no se recomienda la vigilancia una vez que los tumores son visibles en los estudios de diagnóstico por imágenes. Se debe considerar una nefrectomía radical total.

Consulte la **Guía 10** a fin de conocer el tratamiento sistémico para los tumores de riñón.

Guía 10
Tratamiento sistémico centrado en el riñón

LHCCR	Otros tratamientos recomendados • Erlotinib más bevacizumab
	Tratamiento utilizado en ciertos casos • Cabozantinib más nivolumab
CET	Tratamiento preferido • Everolimus
	Otros tratamientos recomendados • Sirolimus
Enfermedad de VHL	Tratamiento preferido • Belzutifán
	Tratamiento utilizado en ciertos casos • Pazopanib

Carcinoma renal papilar hereditario

El carcinoma renal papilar hereditario (CRPH) aumenta el riesgo de un tipo de cáncer de riñón conocido como cáncer de riñón papilar tipo 1.

Las mutaciones del gen *MET* provocan el crecimiento y la diseminación de células anormales en el organismo. Las personas con CRPH tienen un mayor riesgo de tener tumores renales múltiples en uno o ambos riñones.
En la actualidad, la cirugía es el método de tratamiento primario cuando un tumor localizado alcanza un tamaño superior a 3 cm. Cuando es posible, una nefrectomía parcial es el tratamiento de elección.La ablación también es una alternativa. Una persona puede tener múltiples tumores durante su vida y, por lo tanto, es posible que necesite someterse a más de una cirugía. Esto se tendrá en cuenta al planificar el tratamiento.

Síndromes de paraganglioma/ feocromocitoma hereditario

Los feocromocitomas son un tipo de paraganglioma que se limita a la glándula suprarrenal, un pequeño órgano productor de hormonas ubicado en la parte superior de cada riñón.

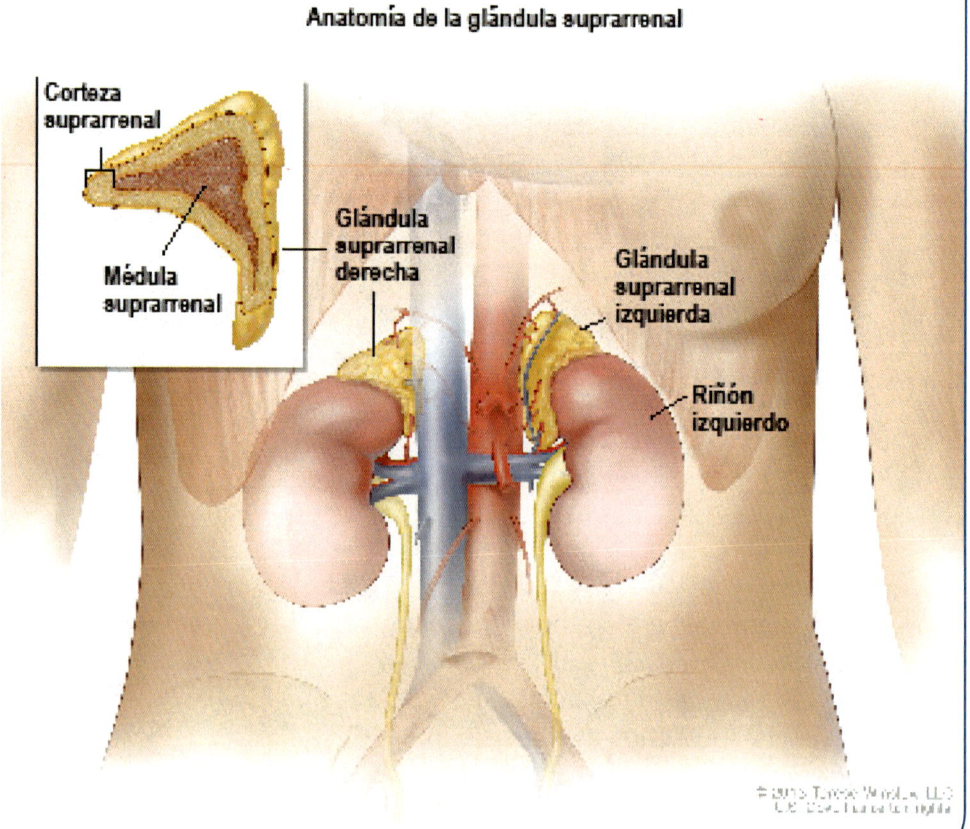

Síndrome de paraganglioma/ feocromocitoma hereditario

El síndrome de paraganglioma/feocromocitoma hereditario (PGL/PCC) tiene las siguientes características:

- **Paragangliomas:** tumores que surgen de los tejidos neuroendocrinos que se encuentran a lo largo de la columna vertebral desde la base del cráneo hasta la zona pélvica.
- **Feocromocitomas:** un tipo de paraganglioma que se limita a la glándula suprarrenal, un pequeño órgano productor de hormonas ubicado en la parte superior de cada riñón.

Los paragangliomas y los feocromocitomas pueden presentarse en personas con otros trastornos hereditarios, como el síndrome de von Hippel-Lindau.

Las personas con tumores malignos incipientes sin características agresivas deben someterse a cirugía. Se puede considerar una nefrectomía parcial. En caso de tener tumores más grandes y tumores con características agresivas (como de alto grado o sarcomatoides), se debe considerar la nefrectomía radical.

Complejo de esclerosis tuberosa

El complejo de esclerosis tuberosa (CET) se caracteriza por el crecimiento de numerosos tumores no cancerosos (benignos) en muchas partes del cuerpo. Estos tumores se pueden presentar en la piel, el cerebro, los riñones y otros órganos. Casi todas las personas con CET tienen lesiones en la piel. Los tumores renales son frecuentes en las personas que padecen CET. La nefrectomía parcial es el tratamiento de elección para los tumores renales malignos (cancerosos) cuando sea posible. La ablación también es una alternativa.

El angiomiolipoma renal es una lesión benigna asociada con el CET y se trata de manera independiente.

Consulte la **Guía 10** a fin de conocer el tratamiento sistémico para los tumores de riñón.

Enfermedad de Von Hippel-Lindau

En la enfermedad de von Hippel-Lindau (VHL), una mutación en el gen *VHL* provoca el crecimiento de tumores y quistes en determinadas zonas del cuerpo y aumenta la probabilidad de padecer cáncer de riñón y otros tipos de cáncer. El objetivo del tratamiento es intervenir en el momento en que se obtengan mayores beneficios y limitar la posibilidad de contraer cáncer de riñón metastásico. Debe obtener la derivación a un hospital o centro oncológico con experiencia quirúrgica en nefrectomías parciales complejas y el tratamiento de la enfermedad de VHL.

La cirugía es el tratamiento principal cuando un tumor alcanza un tamaño superior a 3 cm. Una persona puede tener múltiples tumores durante su vida y, por lo tanto, es posible que deba someterse a más de una cirugía. Esto se tendrá en cuenta al planificar el tratamiento. La ablación puede ser una alternativa si la cirugía no es posible.

Consulte la **Guía 10** a fin de conocer el tratamiento sistémico para los tumores de riñón.

Von Hippel-Lindau

En la enfermedad de von Hippel-Lindau (VHL), una mutación en el gen *VHL* provoca el crecimiento de tumores y quistes en determinadas zonas del cuerpo y aumenta la probabilidad de padecer cáncer de riñón.

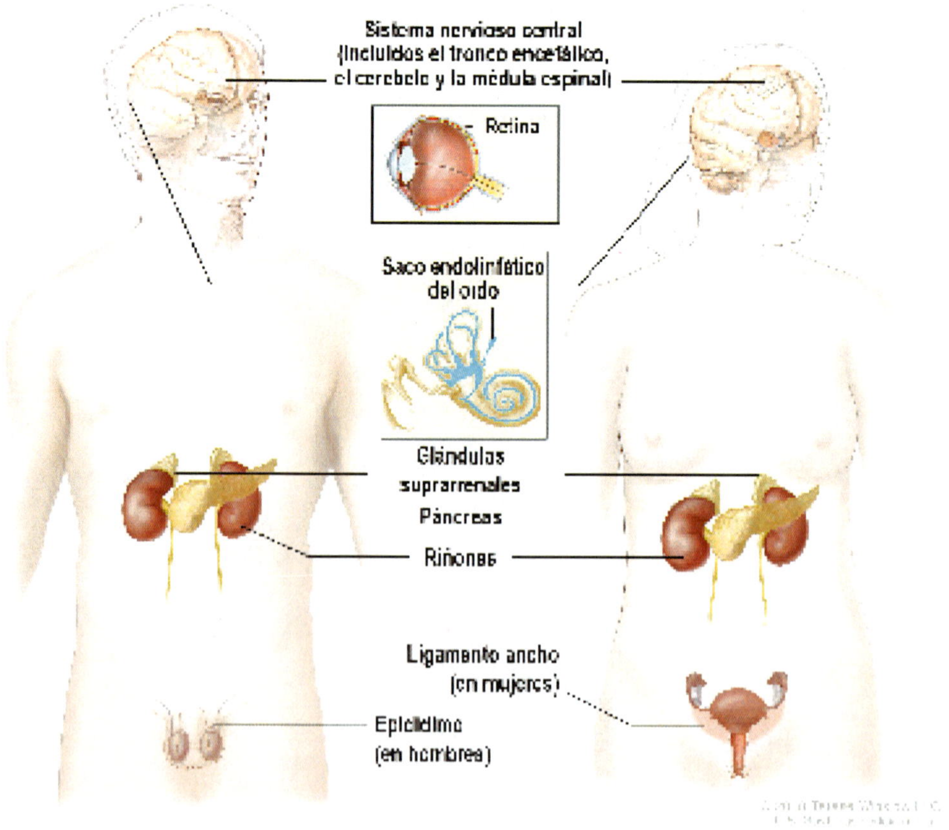

Puntos clave

- El cáncer de riñón relacionado con un síndrome hereditario se denomina carcinoma de células renales hereditario (CCRH). Existen diversas afecciones, llamadas síndromes, que causan CCRH.
- El CCRH está causado por mutaciones en genes específicos. Las mutaciones pueden causar cáncer de riñón y otros tipos de cáncer.
- Las pruebas de detección son una forma de controlar a las personas con CCRH para detectar signos de tumores y cáncer de riñón. Se realizarán estudios de diagnóstico por imágenes de manera periódica en las personas con diagnóstico confirmado de CCRH pero que no tienen cáncer de riñón.
- Acuda a un médico u hospital con experiencia en su tipo de CCRH para el tratamiento.
- La mayoría de las personas con CCRH confirmado se tratan con cirugía conservadora de nefronas (nefrectomía parcial). Otras opciones pueden incluir ablación o tratamiento sistémico, según el tipo de CCRH.
- Después del tratamiento, es probable que las personas con CCRH necesiten atención de seguimiento de por vida.

Preguntas para hacer

- ¿Tengo una afección hereditaria que me pone en riesgo de padecer tumores o cáncer de riñón?
- Si tengo una afección hereditaria, ¿mis familiares consanguíneos deben ir al médico con más frecuencia o hacerse pruebas genéticas?
- ¿Con que frecuencia debo acudir a mi médico para que me hagan pruebas y comprueben si hay cambios en mi estado? ¿Debo ver a un especialista en riñones (nefrólogo) o a otro especialista?
- ¿Quién gestionará mis pruebas de detección y me recordará cuándo debo realizarlas?
- ¿Qué otras pruebas de detección para la prevención del cáncer necesito además de estas? ¿Quién las coordinará?

¿Cuál es el siguiente paso?

En el siguiente capítulo, se ofrecen recursos sobre dónde puede obtener ayuda.

8

Otros recursos

¿Quiere saber más? Aquí le explicamos cómo obtener ayuda adicional.

Qué más hay que saber

En esta guía, encontrará ayuda para conocer las opciones disponibles, de modo que pueda tomar decisiones informadas y mejorar su atención oncológica. Pero no es el único recurso que tiene.

Solicite toda la información posible y ayuda que necesite. A muchas personas les interesa saber más sobre los siguientes temas:

- Encontrar un oncólogo o cirujano experto en cáncer de riñón.
- Tomar decisiones sobre el tratamiento.
- Conocer los detalles del tratamiento y sus efectos secundarios.
- Obtener ayuda económica.
- Lidiar con el tratamiento del cáncer y otros desafíos médicos.

Qué más hacer

Su centro de salud puede ayudar con los próximos pasos. Generalmente, dispone de recursos *in situ* para ayudar a satisfacer sus necesidades y encontrar respuestas a sus preguntas.
Los centros de salud también pueden informarle de los recursos existentes en su comunidad.

Además de la ayuda de sus profesionales de atención médica, los recursos enumerados en la siguiente sección proporcionan apoyo a muchas personas como usted.

Dónde obtener ayuda

Consulte la lista a continuación y visite los sitios web que se indican para obtener más información sobre estas organizaciones.

Cancer*Care*
Cancercare.org

Cancer Hope Network
cancerhopenetwork.org

GRACE
cancergrace.org

Imerman Angels
imermanangels.org

International Kidney Cancer Coalition
ikcc.org

KidneyCAN
kidneycan.org

Kidney Cancer Association
kidneycancer.org

My Faulty Gene
Myfaultygene.org

Triage Cancer
triagecancer.org

Preguntas para hacer

- ¿Con quién debo hablar sobre vivienda, preparación de comidas y otras necesidades básicas?
- ¿Qué ayudas existen para el transporte, el cuidado de los niños y la atención domiciliaria?
- ¿Qué otros servicios están a mi disposición y a la de mis cuidadores?
- ¿Cómo me conecto con otras personas para crear un sistema de apoyo?
- ¿Con quién puedo hablar si no siento seguridad en mi casa, el trabajo o mi barrio?

"Cuando me diagnosticaron, quise aprender todo lo que pudiera para poder defender mis intereses. No todas las personas tienen experiencia en tratar el cáncer de riñón. Asegúrese de recurrir a fuentes de información acreditadas".

¡Nos interesan sus comentarios!

Nuestro objetivo es brindar información útil y fácil de entender sobre el cáncer. Realice nuestra encuesta para decirnos qué hicimos bien y qué podríamos mejorar.
NCCN.org/patients/feedback

Palabras que debe conocer

ablación
Tratamiento que utiliza frío extremo, calor extremo, ondas de radio, microondas o sustancias químicas para destruir las células cancerosas.

adrenalectomía
Cirugía para extirpar la glándula suprarrenal. La glándula suprarrenal se puede extirpar en una nefrectomía radical.

análisis de orina
Análisis de orina que evalúa el contenido de la orina utilizando un microscopio y pruebas químicas.

angiogénesis
Crecimiento de nuevos vasos sanguíneos.

anticuerpo monoclonal (AcM)
Tipo de proteína del sistema inmunitario producida en un laboratorio que puede unirse a sustancias del cuerpo, como las células cancerosas. Puede ser un tipo de inmunoterapia y un tipo de tratamiento dirigido.

aparato urinario
Grupo de órganos que elimina residuos del cuerpo a través de la orina. Está formado por los riñones, los uréteres, la vejiga y la uretra.

arteria renal
El vaso sanguíneo que transporta la sangre hacia el riñón.

biopsia
Extracción de una muestra de tejido o líquido para analizarla.

biosimilar
Fármaco que es muy parecido a otro aprobado por la FDA de EE. UU. Debe usarse exactamente de la misma manera y en la misma dosis que el otro fármaco.

carcinoma
Cáncer de las células que recubren las superficies internas o externas del cuerpo.

carcinoma de células renales (CCR)
Es el tipo más frecuente de cáncer de riñón. Comienza en las células que recubren los túbulos renales (tubos delgados que filtran la sangre y producen la orina).

CCR de células claras (CCRcc)
El subtipo de CCR (carcinoma de células renales) más frecuente en función de cómo se ven las células cancerosas cuando se las observa al microscopio.

CCR de células no claras (CCRcnc)
Subtipos de carcinoma de células renales (CCR), distinto de las células claras en función de cómo se ven las células cancerosas cuando se las observa al microscopio.

CCR del túbulo colector (CCRtc)
Subtipo de carcinoma de células renales (CCR) en función de cómo se ven las células cancerosas cuando se las observa al microscopio.

CCR papilar (CCRP)
Tipo más frecuente de CCR de células no claras.

cirugía laparoscópica
Cirugía en la que se utilizan pequeñas herramientas y un laparoscopio (un tubo delgado con una luz y una cámara en el extremo) que se introduce a través de unos pequeños cortes en la zona abdominal.

cirugía paliativa
Cirugía para aliviar los síntomas causados por el cáncer.

cuidados paliativos
Tratamiento de los síntomas de una enfermedad. También se le llama tratamiento complementario.

diana de rapamicina en células de mamífero (mTOR)
Proteína de las células que envía señales químicas para el crecimiento y la supervivencia de las células.

disección de ganglios linfáticos
Cirugía que extirpa algunos ganglios linfáticos.

ecografía
Prueba que usa ondas sonoras para tomar imágenes del interior del cuerpo.

efecto secundario
Respuesta física o emocional insalubre o desagradable frente al tratamiento.

enfermedad de Von Hippel-Lindau (VHL)
El gen *VHL* ayuda a controlar el crecimiento, la división y otras funciones celulares importantes.

ensayo clínico
Investigación sobre un estudio o tratamiento para evaluar su seguridad y eficacia.

estadificación
El proceso de clasificar y describir la extensión del cáncer en el cuerpo.

estadificación anatomopatológica (p)
Clasificación de la extensión del cáncer según los estudios del tejido extirpado durante la cirugía.

estadio clínico (c)
Clasificación de la extensión de un tumor de acuerdo con los estudios realizados antes de comenzar el tratamiento.

estadio del cáncer
Clasificación del crecimiento y la extensión del cáncer.

estudio de diagnóstico por imágenes
Estudio que toma fotografías (imágenes) del interior del cuerpo.

factor de crecimiento endotelial vascular (FCEV)
Proteína que se une a las células que forman los vasos sanguíneos.

fascia de Gerota
La capa delgada de tejido fibroso que rodea el riñón.

gammagrafía ósea
Estudio de diagnóstico por imágenes que utiliza material radioactivo para comprobar la presencia de cáncer o lesiones en los huesos.

ganglio linfático
Una estructura pequeña con forma similar a la de un frijol que contiene células que combaten enfermedades.

gen
Instrucciones codificadas en las células para crear nuevas células y controlar la forma en que se comportan.

glándula suprarrenal
Pequeño órgano situado encima de cada riñón que produce hormonas.

hereditario
Que se transmite de los padres a los hijos biológicos a través de los genes.

histología
Estructura de las células, los tejidos y los órganos observada a través del microscopio.

inhibidor de la angiogénesis
Fármaco que bloquea el crecimiento de nuevos vasos sanguíneos que alimentan las células cancerosas.

inhibidor de la tirosina cinasa (TKI)
Tratamiento dirigido que bloquea la acción de las tirosina cinasas, proteínas de las células que envían señales para el crecimiento, la división y la supervivencia de las células.

inhibidores de la cinasa mTOR
Fármaco que bloquea la acción de mTOR, una proteína de las células que envía señales químicas para el crecimiento y la supervivencia de las células. Tipo de tratamiento dirigido.

inhibidores de las cinasas
Tipo de tratamiento dirigido.

inicial
Punto de referencia con el que se comparan los resultados de estudios futuros.

inmunoterapia
Tratamiento con fármacos que ayuda al organismo a encontrar y destruir las células cancerosas.

irresecable
Cáncer que no se puede extirpar mediante cirugía.

masa tumoral
Extensión o cantidad de cáncer en el organismo.

medio de contraste
Sustancia que se coloca en el cuerpo para que las imágenes que se toman en los estudios de diagnóstico por imágenes sean más claras.

mejor tratamiento complementario
Tratamiento para mejorar la calidad de vida y aliviar las molestias. También llamado cuidados paliativos o tratamiento complementario.

metastasectomía
Cirugía para extirpar los tumores que se formaron lejos del primer lugar donde apareció el cáncer. Se utiliza para reducir la masa tumoral y para aliviar los síntomas.

metástasis
Diseminación de las células cancerosas del primer tumor a otra parte del cuerpo.

mutación
Cambio anormal.

nefrectomía
Cirugía para extirpar un riñón.

nefrectomía citorreductora
Cirugía para extirpar el tumor primario y el riñón cuando el cáncer que se ha extendido a lugares distantes no puede extirparse en su totalidad.

nefrectomía paliativa
Cirugía para extirpar el riñón y aliviar los síntomas causados por el cáncer.

nefrectomía parcial
Cirugía para extirpar un tumor con una parte del riñón.

nefrectomía radical
Cirugía en la que se extirpa el tumor con todo el riñón, el tejido graso que rodea a este órgano y posiblemente la glándula suprarrenal y los ganglios linfáticos cercanos.

pelvis renal
Espacio en medio de los riñones donde se acumula la orina antes de salir de ellos a través de unos tubos largos y delgados llamados uréteres.

procedimiento mínimamente invasivo
Procedimiento que utiliza pequeñas incisiones o un instrumento que se coloca en la abertura hecha en el cuerpo para reducir el daño al tejido corporal.

progresión
Crecimiento o propagación del cáncer después de haberse analizado o tratado.

pronóstico
Evolución o resultado probables de una enfermedad de acuerdo con las pruebas.

radiomarcador
Sustancia que libera pequeñas cantidades de energía (radiación) que se coloca en el cuerpo para que las imágenes sean más claras.

radioterapia (RT)
Tratamiento que utiliza rayos de alta energía.

radioterapia corporal estereotáctica (RTCE)
Radioterapia administrada con altas dosis en zonas más pequeñas durante 1 a 5 sesiones de tratamiento.

recidiva
Reaparición del cáncer después de un período libre de la enfermedad. También se llama recaída.

recidiva
La reaparición del cáncer después del tratamiento. También se llama recurrencia.

resecable
Cáncer que puede extirparse con cirugía.

resección
Cirugía para extirpar un tumor.

resonancia magnética (RM)
Estudio que usa ondas sonoras e imanes potentes para tomar fotografías del interior del cuerpo.

sarcoma renal
Cáncer que comienza en los vasos sanguíneos o en el tejido conectivo de los riñones.

seguimiento activo
Pruebas frecuentes y continuas para evaluar si aumenta el cáncer sin tratamiento activo.

sistema inmunitario
Defensa natural del cuerpo contra las infecciones y las enfermedades.

tirosina cinasa
Tipo de proteína de las células que es importante para muchas funciones celulares, como enviar señales para el crecimiento y la supervivencia de las células.

tomografía computarizada (TC)
Prueba que combina diferentes rayos X para tomar imágenes del interior del cuerpo.

tratamiento complementario
Atención médica que incluye el alivio de los síntomas, pero no el tratamiento del cáncer. También llamado cuidados paliativos o mejor tratamiento complementario.

tratamiento de primera línea
El primer fármaco o conjunto de fármacos para tratar el cáncer.

tratamiento dirigido
Tratamiento farmacológico que se dirige a células cancerosas específicas para atacarlas.

tratamiento primario
El tratamiento principal que se utiliza para eliminar el cáncer del cuerpo.

tratamiento sistémico
Tratamiento farmacológico que actúa en todo el cuerpo.

túbulos renales
Tubos diminutos de los riñones que filtran la sangre y producen orina a partir de los residuos y el exceso de agua filtrados de la sangre.

tumor
Masa anormal de células.

tumor primario
La primera masa de células cancerosas en el cuerpo.

uréter
Un tubo largo y delgado que transporta la orina desde el riñón hasta la vejiga.

uretra
Tubo que transporta la orina desde la vejiga hasta el exterior del cuerpo.

urólogo
Médico experto en el tratamiento de enfermedades del aparato urinario en ambos sexos y de los órganos sexuales en las personas asignadas al sexo masculino al nacer.

vasos linfáticos
Tubos que transportan la linfa (fluido transparente que contiene glóbulos blancos para combatir las infecciones y las enfermedades) en todo el cuerpo y conectan los ganglios linfáticos entre sí.

vena cava
La vena principal que lleva la sangre al corazón.

vena renal
El vaso sanguíneo que transporta la sangre limpia fuera del riñón.

vigilancia
Controles para detectar la reaparición del cáncer.

Colaboradores de NCCN

Esta guía para pacientes se basa en NCCN Clinical Practice Guidelines in Oncology (NCCN Guidelines®) para la detección del cáncer de riñón, versión 1.2026. Fue adaptada, revisada y publicada con la colaboración de las siguientes personas:

Dorothy A. Shead, máster en Ciencias
Directora ejecutiva de Operaciones de Información para Pacientes

Tanya Fischer, máster en Educación, máster en Ciencia de Librería e Información
Redactora médica sénior

Lisa Diehl
Diseñadora de Diseño de Producción

La guía NCCN Clinical Practice Guidelines in Oncology (NCCN Guidelines®) para el cáncer de riñón, versión 1.2026 fue elaborada por los siguientes miembros del panel de NCCN:

* Dr. Robert J. Motzer, presidente
Memorial Sloan Kettering Cancer Center

* Dr. Eric Jonasch, vicepresidente
The University of Texas MD Anderson Cancer Center

Dr. Neeraj Agarwal
Huntsman Cancer Institute, University of Utah

Dra. Hilary Bagshaw
Stanford Cancer Institute

* Dr. Michael Gibson, doctor en Medicina
Fred & Pamela Buffet Cancer Center

Dra. Maria I. Carlo
Memorial Sloan Kettering Cancer Center

Dr. Toni K. Choueiri
Dana-Farber/Brigham and Women's Cancer Center | Mass General Cancer Center

* Dr. Brian A. Costello, máster en Ciencias
Mayo Clinic Comprehensive Cancer Center

Dr. Ithaar H. Derweesh
UC San Diego Moores Cancer Center

Dra. Arpita Desai
UCSF Helen Diller Family Comprehensive Cancer Center

Yasser Ged, licenciado en Medicina y Cirugía
Johns Hopkins Kimmel Cancer

Dr. Saby George
Roswell Park Comprehensive Cancer Center

Dr. Nikhil Gopal
St. Jude Children's Research Hospital/ The University of Tennessee Health Science Center

* Dr. John L. Gore, máster en Ciencias
Fred Hutchinson Cancer Center

Dr. Andrew Gunn
O'Neal Comprehensive Cancer Center, UAB

Dra. Naomi Haas
Abramson Cancer Center, University of Pennsylvania

Dra. Angela Y. Jia, doctora en Medicina
Case Comprehensive Cancer Center/ University Hospitals Seidman Cancer Center and Cleveland Clinic Taussig Cancer Institute

Dr. Samuel Kaffenberger
University of Michigan Rogel Cancer Center

* Dra. Payal Kapur
UT Southwestern Simmons Comprehensive Cancer Center

* Dra. Jennifer King
Indiana University Melvin and Bren Simon Comprehensive Cancer Center

Dr. Christos Kyriakopoulos
University of Wisconsin Carbone Cancer Center

* Dra. Elaine T. Lam
University of Colorado Cancer Center

Dr. Primo N. Lara Jr.
UC Davis Comprehensive Cancer Center

Dr. Clayton Lau
City of Hope National Medical Center

Bryan Lewis, doctor en Derecho
KidneyCAN

Dr. David C. Madoff
Yale Cancer Center/Smilow Cancer Hospital

* Dr. Brandon Manley
Moffitt Cancer Center

Dr. M. Dror Michaelson, doctor en Medicina
Dana-Farber/Brigham and Women's Cancer Center | Mass General Cancer Center

Dr. Amir Mortazavi
The Ohio State University Comprehensive Cancer Center - James Cancer Hospital and Solove Research Institute

Dr. Kent Perry, Jr.
Robert H. Lurie Comprehensive Cancer

Dr. Sundhar Ramalingam
Duke Cancer Institute

Dr. Brian Rini
Vanderbilt-Ingram Cancer Center

Dr. Brian Shuch
UCLA Jonsson Comprehensive Cancer Center

Dr. Randy F. Sweis
The UChicago Medicine Comprehensive Cancer Center

Dr. Lewis Thomas
Siteman Cancer Center, Barnes-Jewish Hospital and Washington University School of Medicine

Dr. Matthew Zibelman
Fox Chase Cancer Center

NCCN

Ryan Schonfeld, licenciado en Economía
Gerente, Procesos de Desarrollo de la Guía

Dra. MaryElizabeth Stein, doctora en Medicina
Científica adjunta/redactora médica

* Revisaron esta guía para pacientes. Para divulgaciones, visite NCCN.org/disclosures.

Centros oncológicos de NCCN

Para obtener información de contacto, visite NCCN.org/cancercenters.

Abramson Cancer Center,
University of Pennsylvania
Filadelfia, Pensilvania

Case Comprehensive Cancer Center/
University Hospitals Seidman Cancer Center and
Cleveland Clinic Taussig Cancer Institute
Cleveland, Ohio

City of Hope National Medical Center
Duarte, California

Dana-Farber/Brigham and Women's Cancer Center |
Mass General Cancer Center
Boston, Massachusetts

Duke Cancer Institute
Durham, Carolina del Norte

Fox Chase Cancer Center
Filadelfia, Pensilvania

Fred & Pamela Buffett Cancer Center
Omaha, Nebraska

Fred Hutchinson Cancer Center
Seattle, Washington

Huntsman Cancer Institute, University of Utah
Salt Lake City, Utah

Indiana University Melvin and Bren Simon
Comprehensive Cancer Center
Indianápolis, Indiana

Johns Hopkins Kimmel Cancer Center
Baltimore, Maryland

Mayo Clinic Comprehensive Cancer Center
Phoenix/Scottsdale, Arizona
Jacksonville, Florida
Rochester, Minnesota

Memorial Sloan Kettering Cancer Center
Nueva York, Nueva York

Moffitt Cancer Center
Tampa, Florida

O'Neal Comprehensive Cancer Center, UAB
Birmingham, Alabama

Robert H. Lurie Comprehensive Cancer Center
of Northwestern University
Chicago, Illinois

Roswell Park Comprehensive Cancer Center
Búfalo, Nueva York

Siteman Cancer Center, Barnes-Jewish Hospital
and Washington University School of Medicine
San Luis, Misuri

St. Jude Children's Research Hospital/
The University of Tennessee Health Science Center
Memphis, Tennessee

Stanford Cancer Institute
Stanford, California

The Ohio State University Comprehensive Cancer Center -
James Cancer Hospital and Solove Research Institute
Columbus, Ohio

The UChicago Medicine Comprehensive Cancer Center
Chicago, Illinois

The University of Texas MD Anderson Cancer Center
Houston, Texas

UC Davis Comprehensive Cancer Center
Sacramento, California

UC San Diego Moores Cancer Center
La Jolla, California

UCLA Jonsson Comprehensive Cancer Center
Los Ángeles, California

UCSF Helen Diller Family Comprehensive Cancer Center
San Francisco, California

University of Colorado Cancer Center
Aurora, Colorado

University of Michigan Rogel Cancer Center
Ann Arbor, Míchigan

University of Wisconsin Carbone Cancer Center
Madison, Wisconsin

UT Southwestern Simmons
Comprehensive Cancer Center
Dallas, Texas

Vanderbilt-Ingram Cancer Center
Nashville, Tennessee

Yale Cancer Center/Smilow Cancer Hospital
New Haven, Connecticut

Notas

Índice

Índice

Comparta su opinión con nosotros.

Complete nuestra encuesta y contribuya para que NCCN Guidelines for Patients sea mejor para todos.

NCCN.org/patients/comments